MAURICE LANGE

Kochen? Läuft!

Mit YouTuber Mori von Kochlevel zu Kochlevel

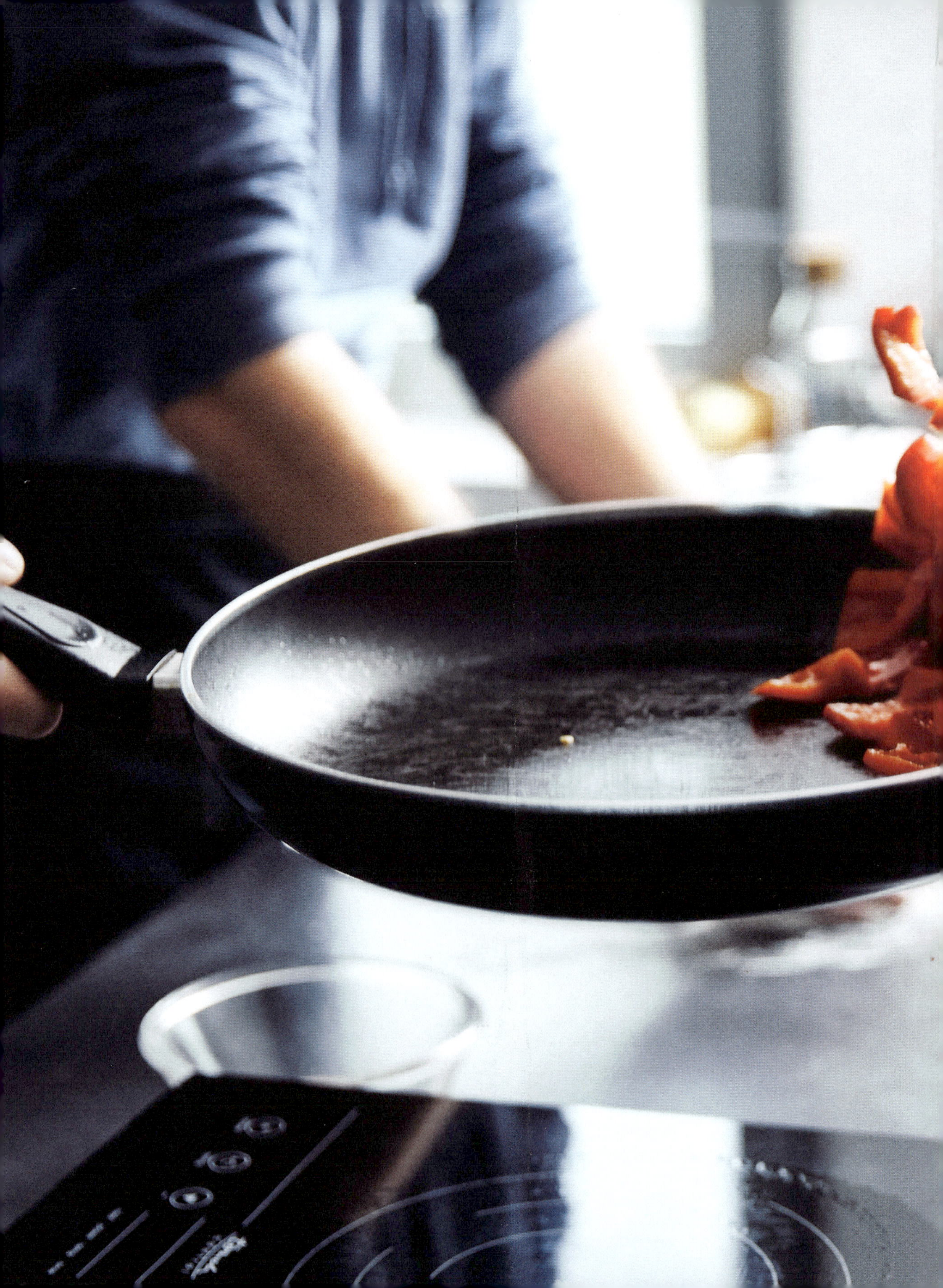

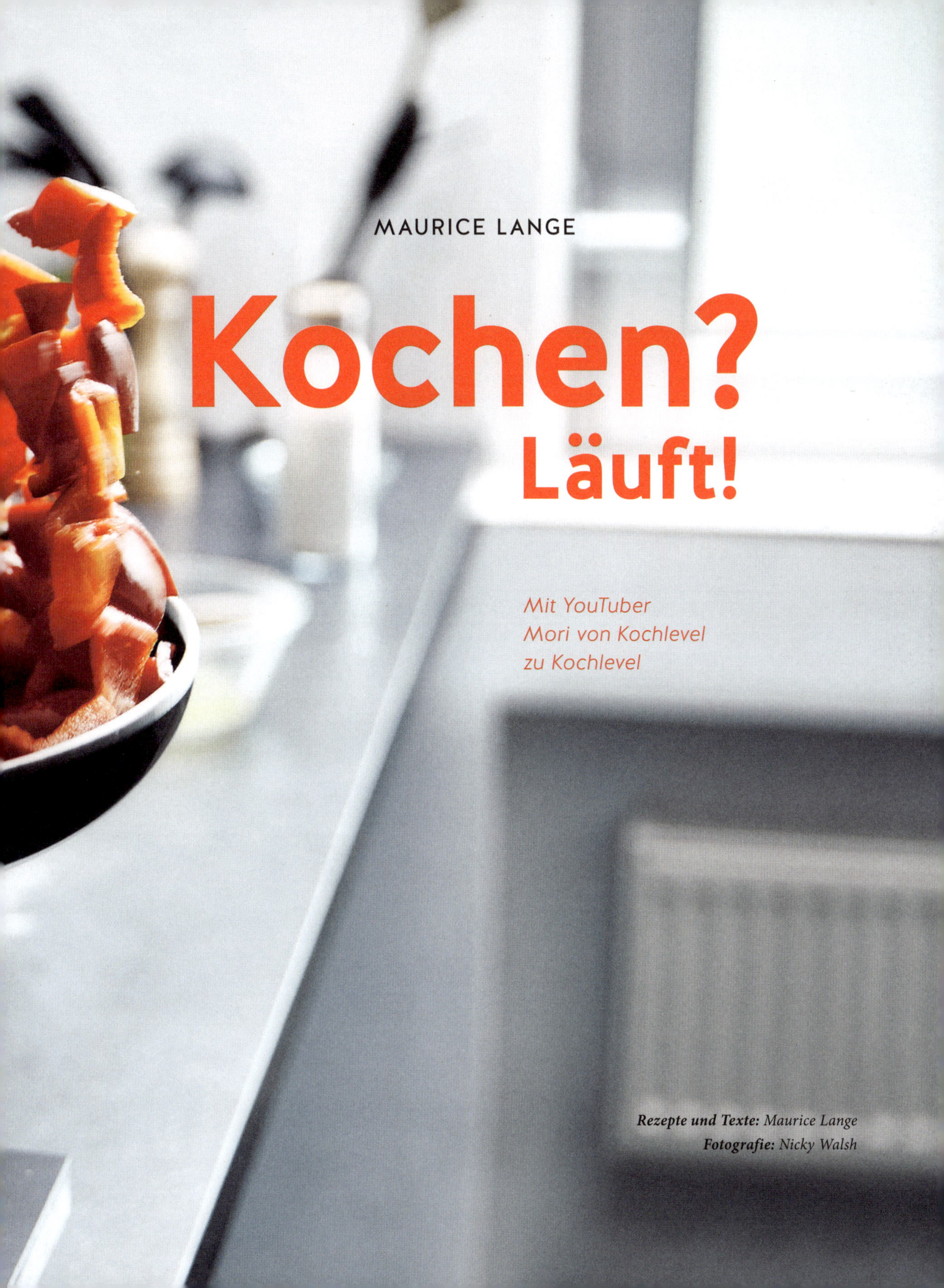

MAURICE LANGE

Kochen? Läuft!

Mit YouTuber Mori von Kochlevel zu Kochlevel

Rezepte und Texte: *Maurice Lange*
Fotografie: *Nicky Walsh*

INHALT

Zu jedem Rezept gibt's einen QR-Code: Abscannen und Mori beim Kochen zusehen!

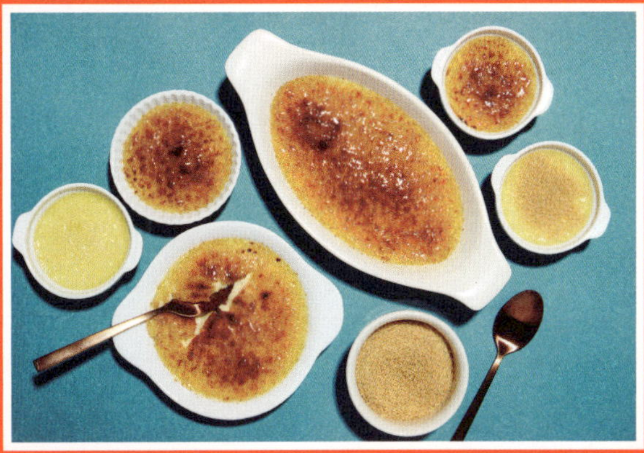

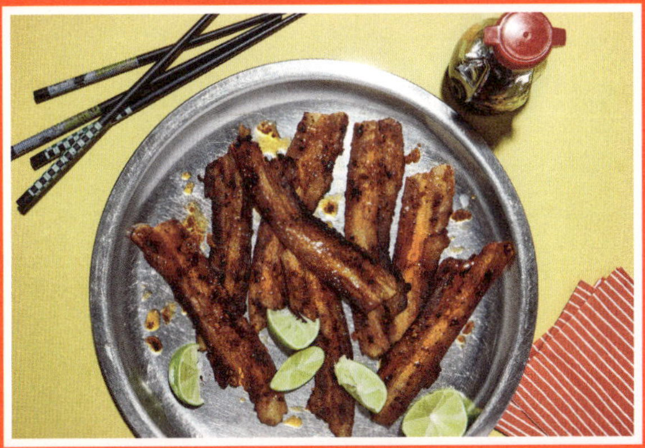

Auf den Mori & Friends Special-Seiten zeigt Mori nicht nur, wie das mit dem Kochen funktioniert, sondern verrät auch seine besten Küchenhacks.

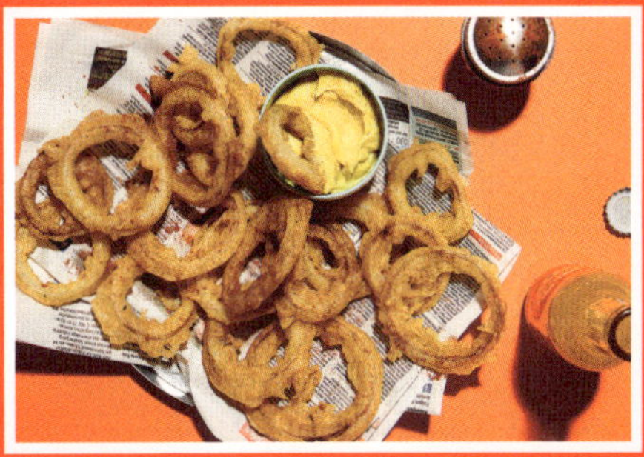

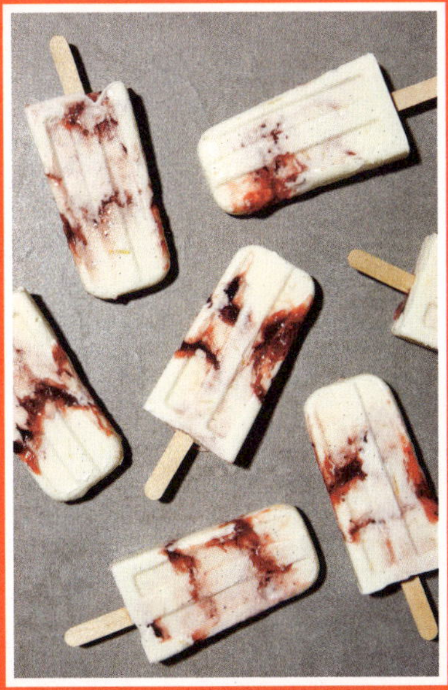

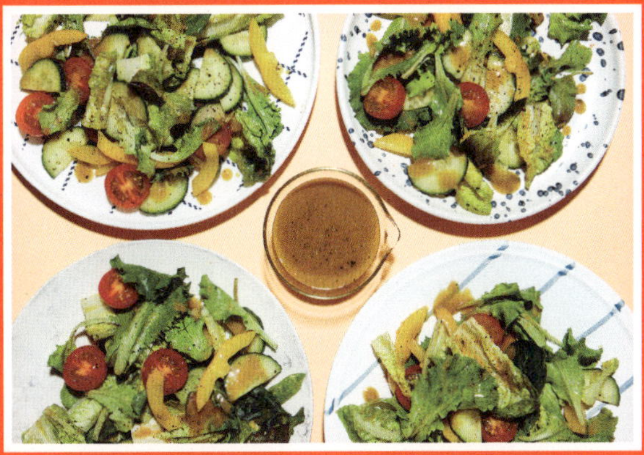

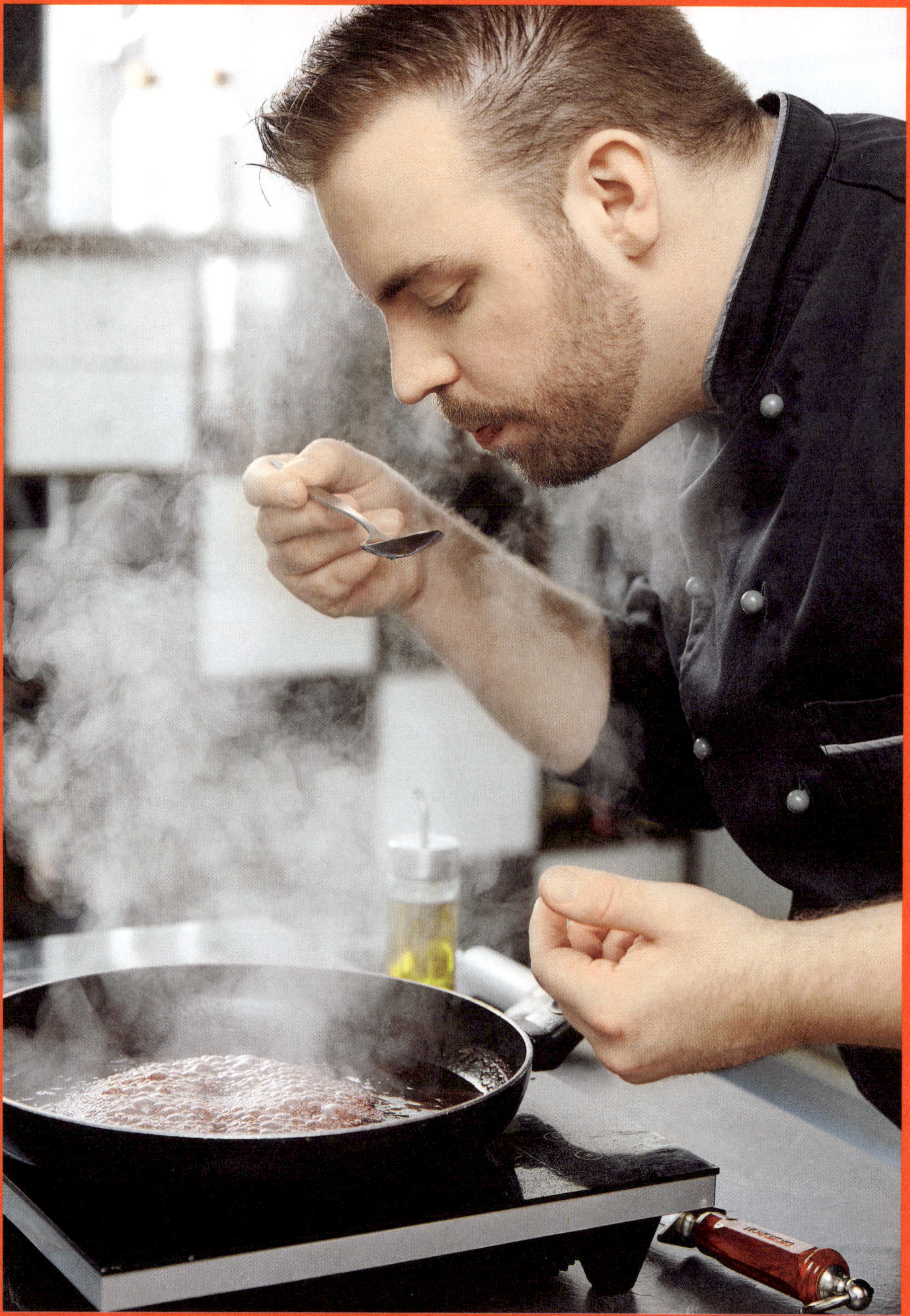

EIN YOUTUBER
GEHT ANALOGE WEGE

Ein YouTuber, der ein Kochbuch rausbringt? Das Projekt »Mori kocht« habe ich vor ein paar Jahren gegründet, gekocht habe ich schon immer – und das mit großer Leidenschaft: Zu allererst in der Restaurantküche meines Vaters, dann, um mir mein Studium zu finanzieren, und zuletzt eben vor der Kamera. Anfangs noch als Versuchsballon wuchs die »Mori kocht«-Fangemeinde, sodass in letzter Zeit die Rufe meiner YouTube-Follower immer lauter wurden, dass es doch endlich ein Mori-kocht-Buch geben müsse. Und zack – hier ist es. Wie im Kanal auch, gibt es im Buch Seiten, auf denen ich Gerichte mit meinen Gamer-Kollegen koche. Video-Spiele zu kommentieren ist, nebenbei bemerkt, das zweite Standbein in meinem Leben, und darum sind die einzelnen Kapitel dieses Buchs auch nach Schwierigkeitsgrad in Level eingeteilt. Spaß hatten wir immer, wie die Bilder beweisen. Das könnt ihr euch auch in den Videos ansehen, die es zu jedem Rezept im Buch gibt und die ihr euch per QR-Code aufs Display holen könnt. Aber jetzt jede Menge analogen Spaß am Herd, am Nudelholz und am Kochlöffel!
Das wünscht euch euer

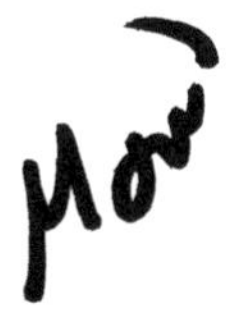

Für alle
Noobs

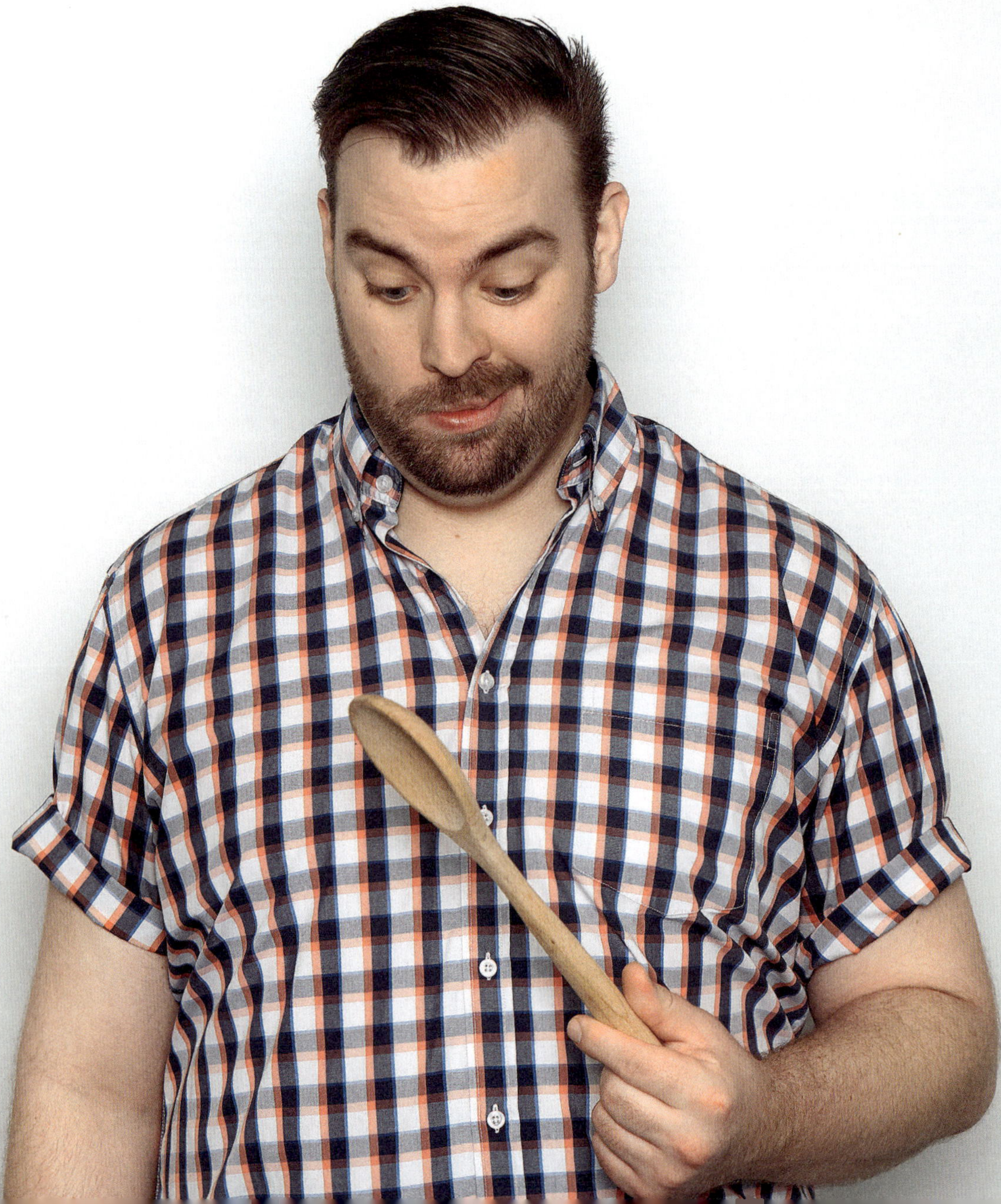

TUTORIAL

REZEPTE VON FRÜHSTÜCKS-BURGER
BIS ONE-POT-PASTA

Knackig frisch

HIMBEER-BALSAMICO-DRESSING MIT GEMISCHTEM SALAT

Für 4 Personen
Für das Dressing:
1 Schalotte
1 EL mittelscharfer Senf
3 EL Aceto balsamico
3 EL Himbeersirup
100 ml Olivenöl
Salz | Pfeffer
Für den Salat:
300 g gemischter Blattsalat
¼ Salatgurke
125 g Kirschtomaten
1 gelbe Paprika

Arbeitszeit: *ca. 20 Min.*
Das steckt pro Portion drin:
ca. 285 kcal, 2 g E, 26 g F, 9 g KH

1 Für das Dressing die Schalotte schälen, fein schneiden und zusammen mit dem Senf, dem Essig sowie dem Himbeersirup in einen hohen Rührbecher geben.

2 Mit dem Pürierstab oder Schneebesen die Zutaten gut verquirlen, dabei nach und nach das Olivenöl hinzugeben, sodass eine Emulsion entsteht. Anschließend das Dressing mit Salz und Pfeffer abschmecken.

3 Für den Salat den Blattsalat in die einzelnen Blätter teilen, diese putzen, waschen, mundgerecht zerzupfen, trocken schleudern und in einen Salatschüssel geben. Das Gurkenstück waschen, putzen, längs halbieren und quer in dünne Scheiben schneiden. Kirschtomaten waschen und halbieren. Paprika waschen, halbieren, von Kernen und weißen Trennwänden befreien und in kleine Stücke schneiden. Gemüse zum Blattsalat geben. Den Salat mit dem Dressing mischen, auf vier Teller verteilen und servieren.

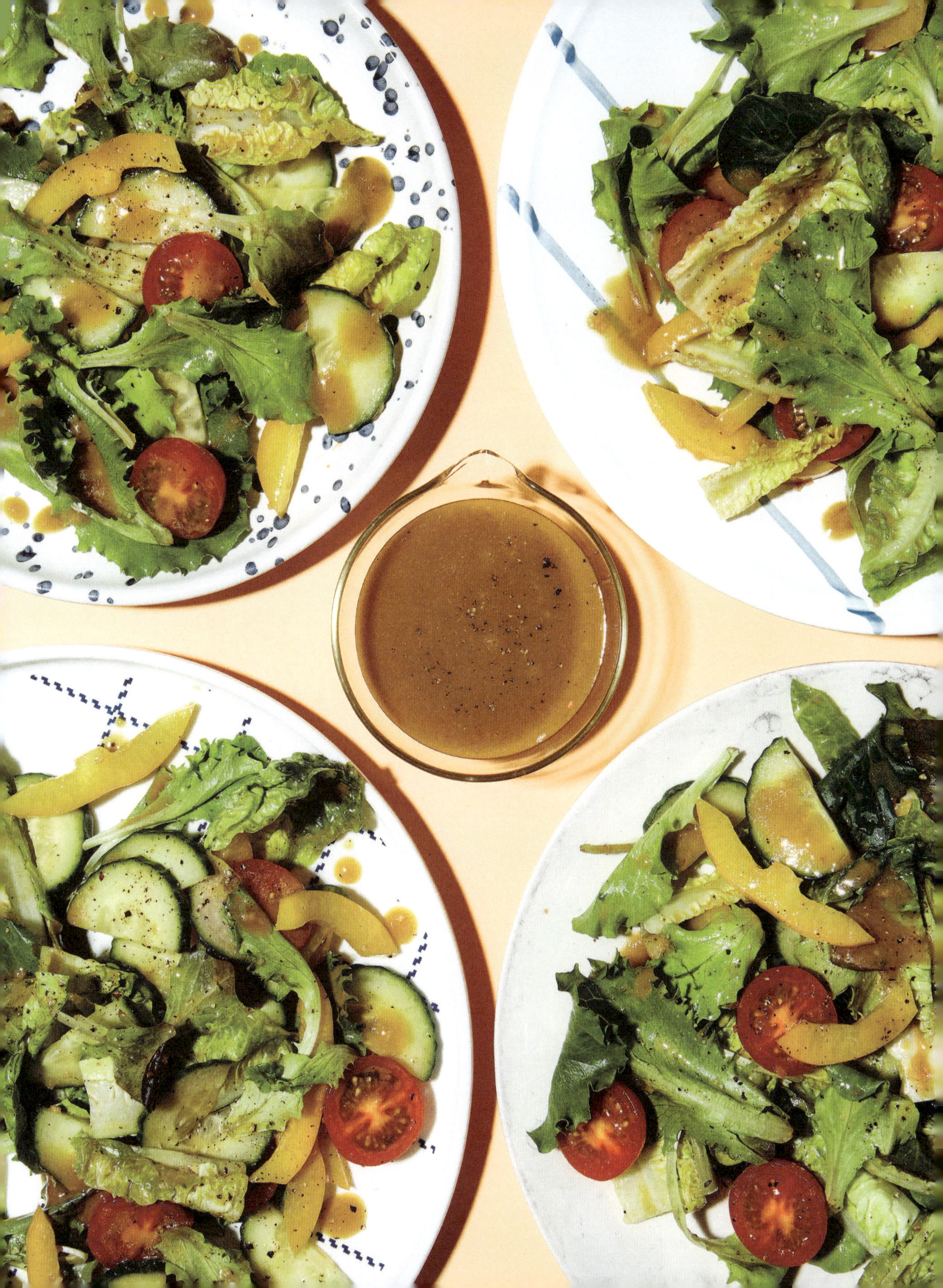

Perfekt für die Grillparty

COUSCOUS-SALAT

Für 6 Personen
250 g Couscous
375 ml Gemüsebrühe
1 rote Paprika
1 Zucchino
1 Bund Frühlingszwiebeln
2 Knoblauchzehen
1 Bund Petersilie
1 Bund Basilikum
1 Dose Kichererbsen (240 g Abtropfgewicht)
200 g Schafskäse (z. B. Feta)
100 ml Olivenöl
100 ml Aceto balsamico bianco
Salz | Pfeffer

Arbeitszeit: *ca. 30 Min.*
Das steckt pro Portion drin:
ca. 450 kcal, 14 g E, 24 g F, 39 g KH

1 Den Couscous in eine Salatschüssel geben. Die Brühe aufkochen und den Couscous damit übergießen. Diesen 5 Min. zugedeckt ziehen lassen, bis der Couscous die Brühe komplett aufgesogen hat.

2 Inzwischen Paprika waschen, halbieren, von Kernen und weißen Trennwänden befreien und klein würfeln. Zucchino putzen, waschen und klein würfeln. Frühlingszwiebeln putzen, waschen und in feine Ringe schneiden.

3 Den Knoblauch schälen und fein hacken. Petersilie und Basilikum waschen, trocken schütteln, die Blätter abzupfen und diese fein hacken.

4 Die Kichererbsen in ein Sieb abgießen, abspülen und abtropfen lassen. Den Feta würfeln, alle vorbereiteten Zutaten zum Couscous in die Salatschüssel geben und vermengen. Olivenöl und Essig unterheben, den Salat mit Salz und Pfeffer abschmecken und servieren.

Mach's dir, wie es dir gefällt!
Probier dich aus. Egal ob Früchte, Nüsse, Minze oder klassisch mit Ras el Hanout (orientalische Gewürzmischung) – zum Couscous-Salat passt alles, was gefällt. Außerdem kannst du Paprika- und Zucchiniwürfel nach Belieben zusätzlich 3 Min. bei mittlerer Hitze in 2 EL Olivenöl anbraten, um noch ein paar Röstaromen zu erhalten.

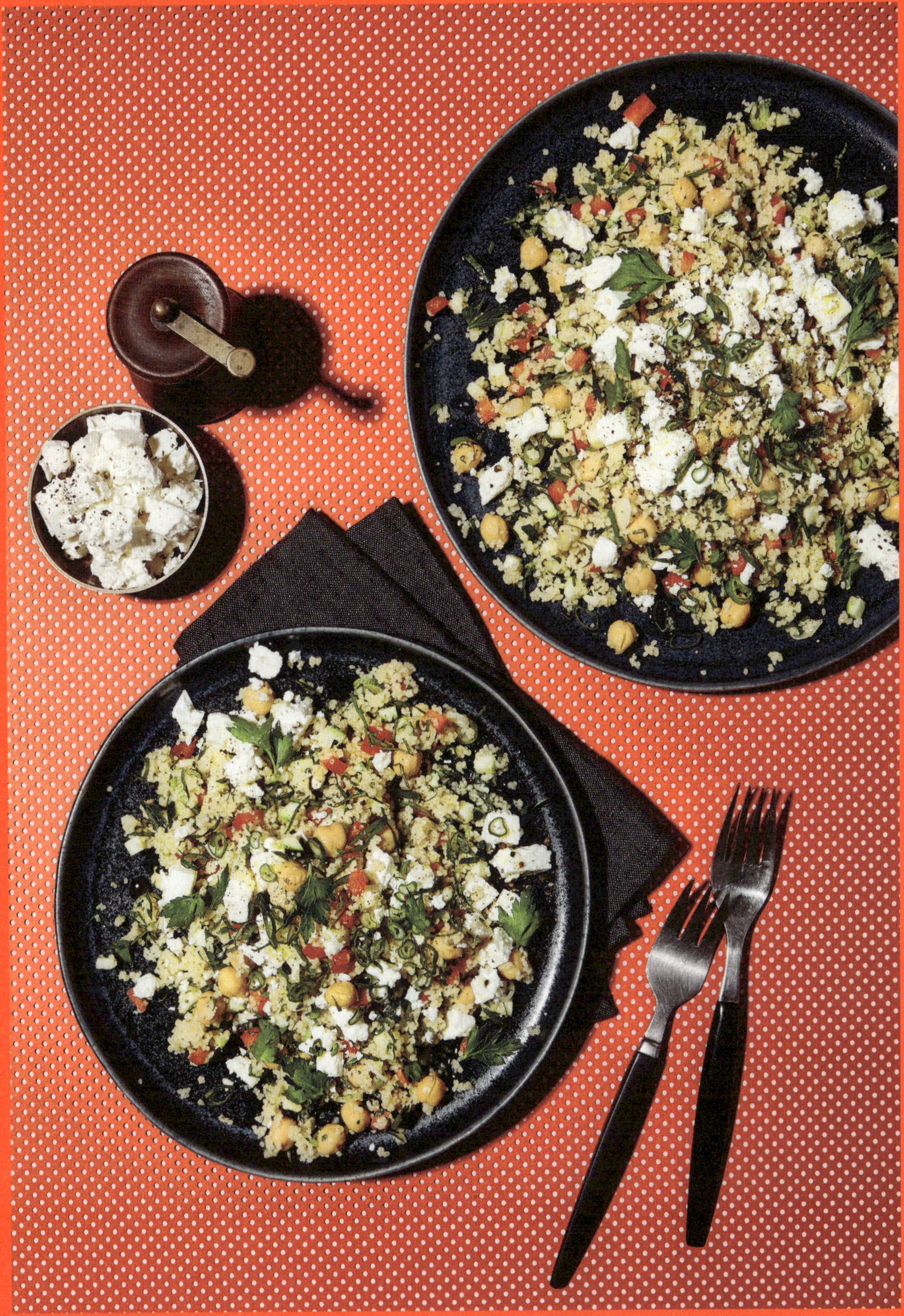

Italiens Antipasti-Klassiker

BRUSCHETTA

Für 2 Personen
3 Tomaten
½ Zwiebel
6 Knoblauchzehen
1 Handvoll Basilikumblätter
1 Ciabatta
6 EL Olivenöl
2 EL Aceto balsamico bianco
Salz | Pfeffer

Arbeitszeit: *ca. 25 Min.*
Das steckt pro Portion drin:
ca. 470 kcal, 7 g E, 31 g F, 38 g KH

1 Die Tomaten waschen, von den Stielansätzen befreien und klein würfeln. Zwiebel und Knoblauchzehen schälen und würfeln. Die Basilikumblätter waschen, trocken schütteln und fein hacken. Das Ciabatta schräg in Scheiben schneiden.

2 Die Tomatenwürfel zusammen mit dem Basilikum, der Zwiebel sowie der Hälfte des Knoblauchs in eine Schüssel geben. 3 EL Olivenöl und den Aceto balsamico bianco dazugeben und die Mischung mit Salz und Pfeffer abschmecken.

3 Restliches Olivenöl und den restlichen Knoblauch in eine Pfanne geben und erhitzen. Die Ciabattascheiben darin 1–2 Min. von beiden Seiten rösten.

4 Die Brotscheiben nebeneinander auf einen Teller legen, den Tomatensalat darauf verteilen und die Bruschetta am besten lauwarm servieren.

Bruschetta mal anders!
Statt Tomaten zu verwenden, könnt ihr auch mit anderem Gemüse »experimentieren«, beispielsweise mit Aubergine, Champignons oder Zucchini. Die könnt ihr auch zusätzlich in etwas Olivenöl anbraten, anstatt sie roh zu verwenden.

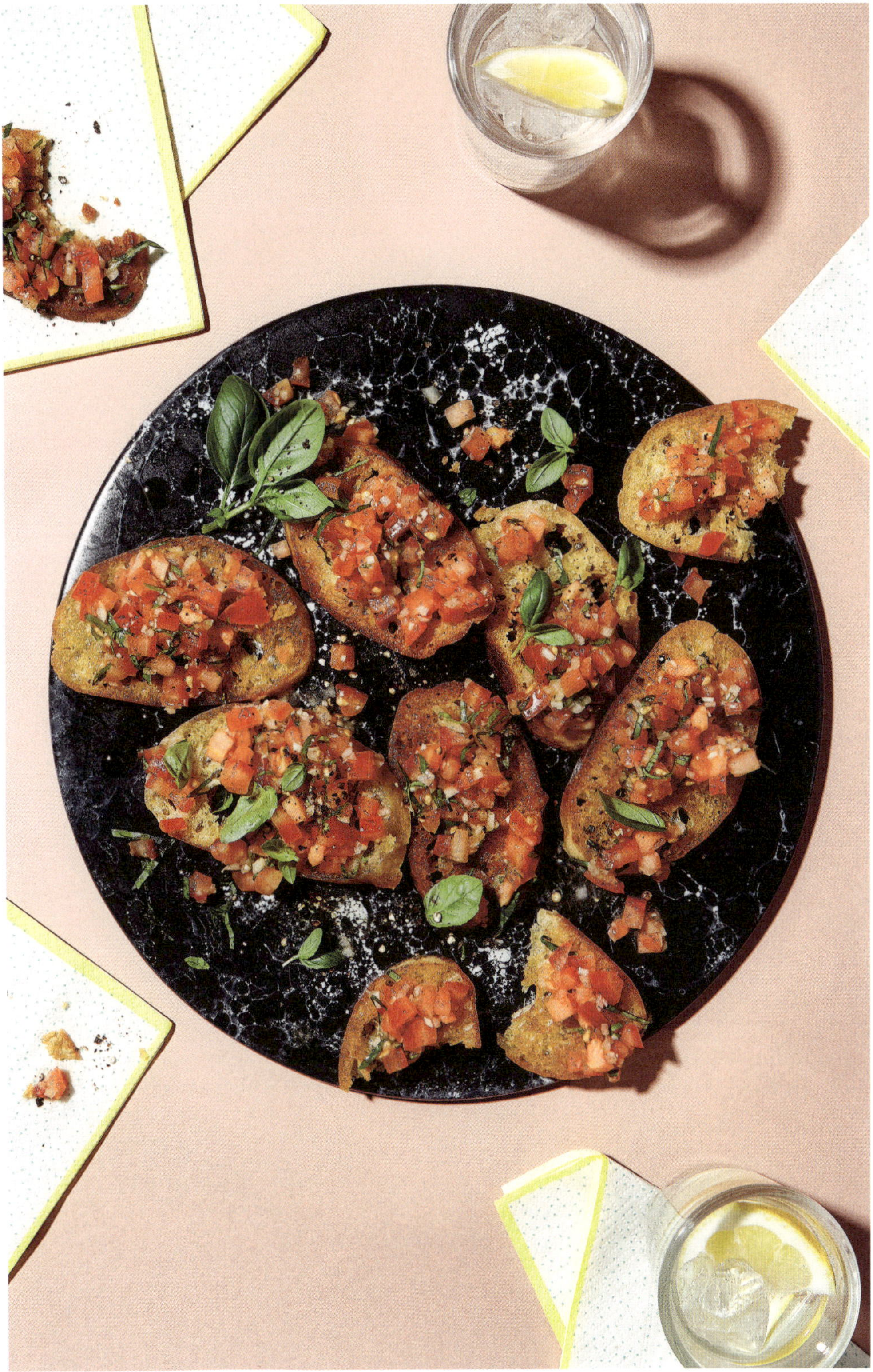

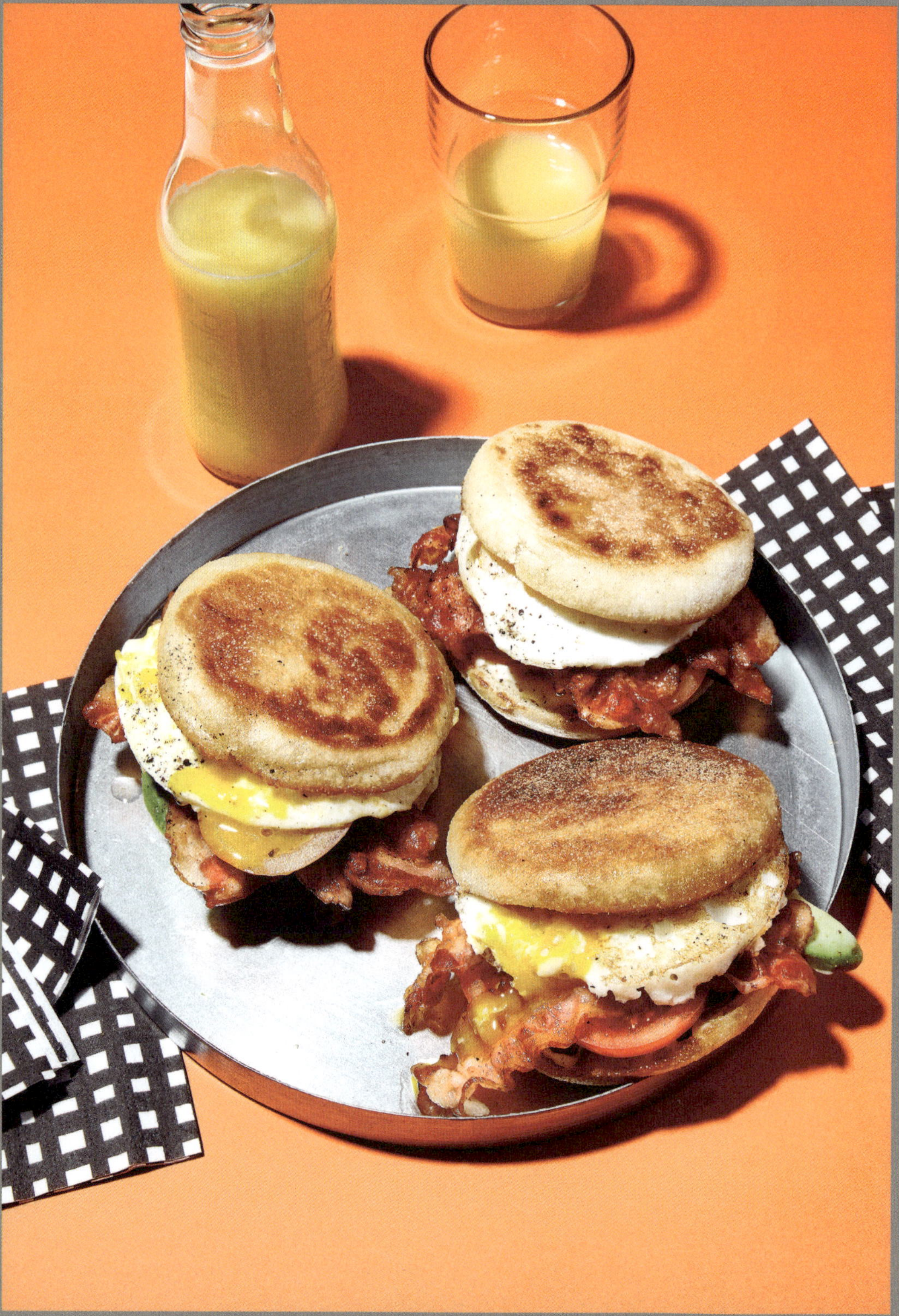

Für Hochstapler

SPIEGELEI-FRÜHSTÜCKS-BURGER

Für 8 Burger
2 Tomaten
1 Avocado
200 g Frühstücksspeck (in Scheiben)
8 Toastbrötchen
2 EL + evtl. 3 EL Butter
8 Eier
Salz | Pfeffer
8 TL Mayonnaise
Außerdem:
Spiegeleiformen (nach Belieben)

Arbeitszeit: *ca. 25 Min.*
Das steckt pro Stück drin:
ca. 475 kcal, 17 g E, 34 g F, 25 g KH

1 Die Tomaten waschen, von den Stielansätzen befreien und in dünne Scheiben schneiden. Die Avocado halbieren und den Kern entfernen. Das Fruchtfleisch mit einem Löffel aus der Schale heben und ebenfalls in Scheiben schneiden.

2 Die Speckscheiben in einer Pfanne ohne Fett in 2–3 Min. bei mittlerer Hitze knusprig braten, aus der Pfanne heben und auf Küchenpapier entfetten.

3 Die Toastbrötchen wahlweise im Toaster toasten oder in der Pfanne 3 EL Butter zerlassen und die Brötchen darin bei mittlerer Hitze in ca. 2 Min. von beiden Seiten rösten.

4 Restliche Butter in die Pfanne geben und nach Belieben die Spiegeleiformen in die Pfanne stellen. In jede Form je 1 Ei aufschlagen und 1–2 Min. bei mittlerer Hitze braten. Anschließend die Form abnehmen, das Spiegelei wenden, von der anderen Seite noch einmal ca. 1 Min. braten und die Spiegeleier mit Salz und Pfeffer würzen. Die restlichen Eier auf die gleiche Art und Weise braten.

5 Die Toastbrötchen aufschneiden. Die Schnittflächen der Brötchenböden mit Mayonnaise bestreichen, mit Tomaten-, Avocado- und Speckscheiben belegen, je 1 Spiegelei darauflegen und jeden Burger mit dem Brötchendeckel zudecken. Die Burger auf einer Platte anrichten und servieren.

Bayerische Brotzeit

LEBERKÄSE-BURGER
MIT KRAUTSALAT

Für 2 Personen
2 Stängel Petersilie
1 EL Öl
1 Scheibe Leberkäse (ca. 250 g)
2 Laugenbrötchen
2 EL süßer Senf
100 g Krautsalat

Arbeitszeit: *ca. 10 Min.*
Das steckt pro Portion drin:
ca. 610 kcal, 28 g E, 37 g F, 40 g KH

1 Petersilie waschen, trocken schütteln, Blätter abzupfen und diese fein hacken. Das Öl in einer Pfanne erhitzen und den Leberkäse darin von beiden Seiten 3–4 Min. anbraten.

2 Die Laugenbrötchen aufschneiden und mit dem süßen Senf bestreichen. Den Leberkäse halbieren und je eine Hälfte auf jede untere Brötchenhälfte legen.

3 Den Krautsalat auf dem Leberkäse verteilen. Die Petersilie darüberstreuen. Jeweils die obere Brötchenhälfte auflegen, die Leberkäse-Burger servieren und herzhaft reinbeißen.

Krautsalat selbst gemacht!
Ein Rezept für einen selbst gemachten Krautsalat findet ihr mit dem Coleslaw im Tipp auf Seite 139.

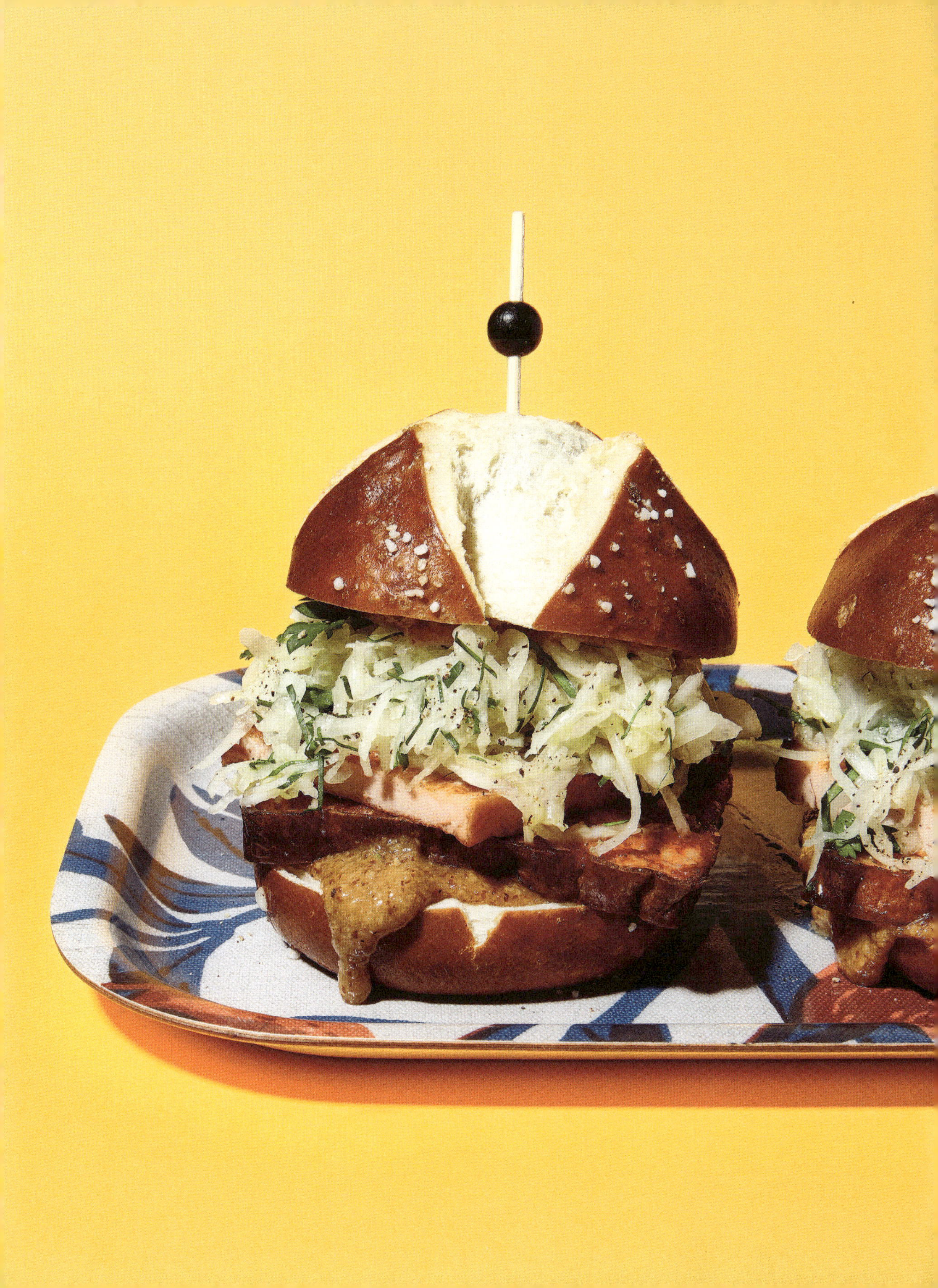

Schneller Sattmacher-Snack

KAASSOUFFLÉ

Für 2 Stück
2 Eier (M)
Salz | Pfeffer
1 TL edelsüßes Paprikapulver
50 g Semmelbrösel
4 Scheiben Toastbrot
2 Scheiben Gouda (à ca. 30 g)
Außerdem:
1,5 l Öl zum Frittieren

Arbeitszeit: *ca. 15 Min.*
Das steckt pro Stück drin:
ca. 815 kcal, 21 g E, 63 g F, 39 g KH

1 Die Eier in einen tiefen Teller aufschlagen, verquirlen und mit Salz, Pfeffer sowie Paprikapulver würzen. Semmelbrösel auf einem flachen Teller verteilen.

2 Die Ränder der Toastbrote abschneiden und die Brote anschließend dünn ausrollen. 2 Brotscheiben mit dem Gouda so belegen, dass rundherum ein kleiner Rand frei bleibt.

3 Die Ränder der belegten Toastscheiben mit dem Ei bestreichen, jeweils 1 leeren Toast auflegen und die beiden aufeinanderliegenden Toastscheiben jeweils zusammenkleben, sodass der Gouda umschlossen wird, dabei die Ränder gut zusammendrücken, beispielsweise mit einer Gabel.

4 Anschließend diese so entstandenen Taschen zuerst im Ei, dann in den Semmelbröseln wälzen.

5 Das Öl zum Frittieren in einem weiten Topf stark erhitzen, es soll aber nicht rauchen. Wenn an einem ins Öl gehaltenen Holzkochlöffelstiel Bläschen aufsteigen, ist es heiß genug. Die Toasttaschen darin in ca. 5 Min. rundherum goldbraun frittieren. Mit einem Schaumlöffel aus dem Topf heben, auf Küchenpapier entfetten und servieren.

Echt Nederlands!
Richtig holländisch wird's, wenn ihr die Soufflés mit Joppiesauce esst, einer niederländischen Sauce auf Mayo-Basis.

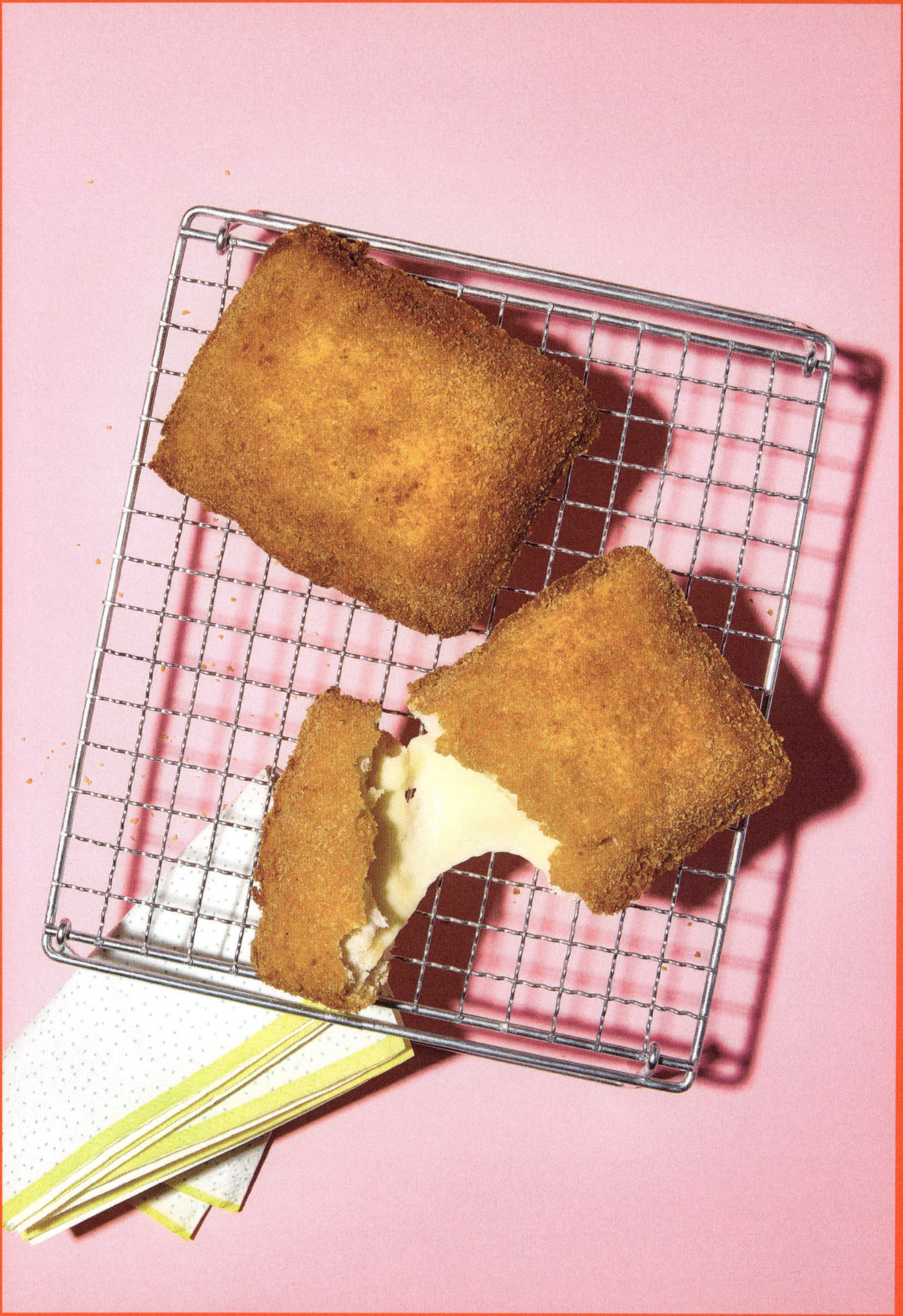

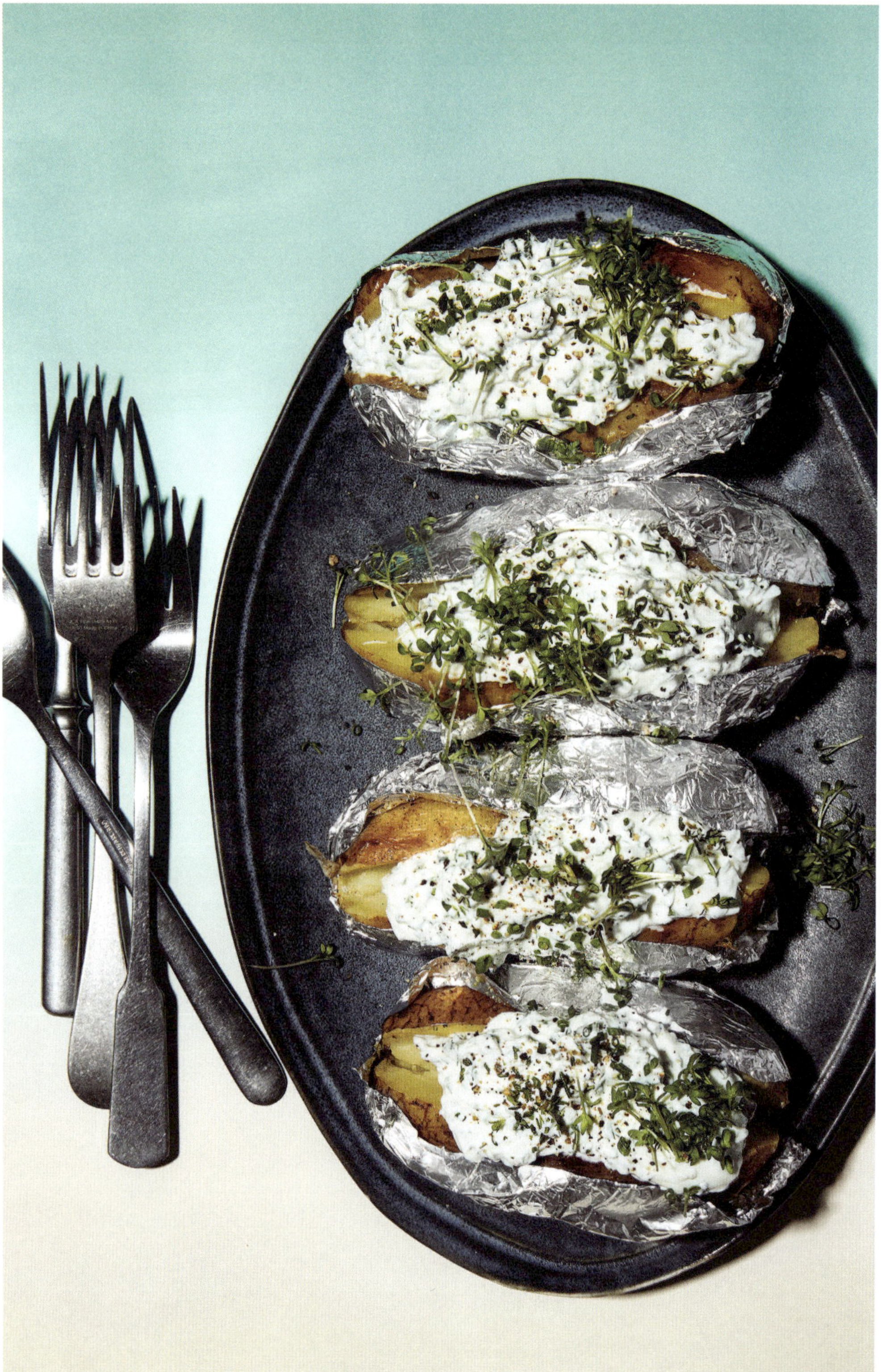

Einfach gut!

OFENKARTOFFELN MIT KRÄUTERQUARK

Für 2 Personen
4 große vorwiegend festkochende Kartoffeln
4 TL Rapsöl
½ Handvoll Petersilie
½ Handvoll Schnittlauch
½ Handvoll Rosmarin
½ Handvoll Thymian
500 g Quark
1 EL Zitronensaft
3 EL Milch
Zucker
Salz | Pfeffer
½ Beet Kresse

Arbeitszeit: *ca. 25 Min.*
Zeit im Ofen: *ca. 1 Std.*
Das steckt pro Portion drin:
ca. 540 kcal, 37 g E, 24 g F, 42 g KH

1 Den Backofen auf 180° vorheizen. Die Kartoffeln gründlich waschen und abtrocknen. Anschließend die Kartoffeln rundherum mit Öl einreiben und jede Kartoffel in ein Stück Alufolie einwickeln. Die Kartoffelpäckchen auf ein Backblech legen und im heißen Ofen (Mitte) ca. 1 Std. garen.

2 Inzwischen die Kräuter waschen, trocken schütteln, von Petersilie, Rosmarin und Thymian die Blättchen bzw. Nadeln abzupfen und diese hacken. Den Schnittlauch in Röllchen schneiden. Die Kräuter, Quark, Zitronensaft, 2 EL Milch und 1 Prise Zucker in eine Schüssel geben und gut verrühren. Falls der Quark zu fest ist, noch 1 EL Milch unterrühren. Den Kräuterquark mit Salz und Pfeffer abschmecken.

3 Die Kartoffeln aus dem Ofen nehmen und die Alufolie entfernen. Die Kartoffeln auf zwei Tellern anrichten, mittig der Länge nach einschneiden und leicht auseinanderdrücken. Die so entstandene Lücke mit dem Kräuterquark füllen. Die Kresse vom Beet schneiden und auf die Kartoffeln streuen. Kartoffeln plus Quark sofort löffeln.

So gut schmeckt der Herbst

GEBACKENER KÜRBIS MIT ZIEGENFRISCHKÄSE UND HONIG

Für 2 (sehr hungrige) Personen
1 kleiner Hokkaido-Kürbis
2 Zweige Rosmarin
5 EL Olivenöl
4 EL + 5 TL Honig
Salz | Pfeffer
150 g Ziegenfrischkäse

Arbeitszeit: *ca. 15 Min.*
Zeit im Ofen: *ca. 25 Min.*
Das steckt pro Portion drin:
ca. 695 kcal, 15 g E, 43 g F, 64 g KH

1 Den Backofen auf 180° vorheizen, ein Backblech mit Backpapier belegen. Den Kürbis waschen, halbieren und die Kerne mit einem Löffel herauskratzen. Anschließend das Fruchtfleisch in etwa zehn gleich große Spalten schneiden. Den Rosmarin waschen, trocken schütteln, die Nadeln von den Zweigen streifen und grob hacken.

2 Die Kürbisspalten mit Olivenöl, 4 EL Honig, Salz, Pfeffer und Rosmarin in eine Schüssel geben und gut mischen. Die Kürbisspalten auf dem Backblech verteilen und im heißen Backofen (Mitte) 20–25 Min. garen.

3 3–4 Min. vor Ende der Garzeit den Ziegenfrischkäse auf den Kürbisspalten verteilen und bis zum Ende der Garzeit mitbacken. Die Kürbisspalten auf zwei Tellern anrichten, mit restlichem Honig beträufeln und servieren.

Feuer und Flamme
Für den besonderen Kick könnt ihr vor dem Servieren statt Honig auch braunen Zucker auf den Ziegenfrischkäse geben und diesen mit einem Flammbierbrenner karamellisieren. Alternativ funktioniert auch die oberste Schiene eures Backofens plus Backofengrill für die süße Knusperschicht.

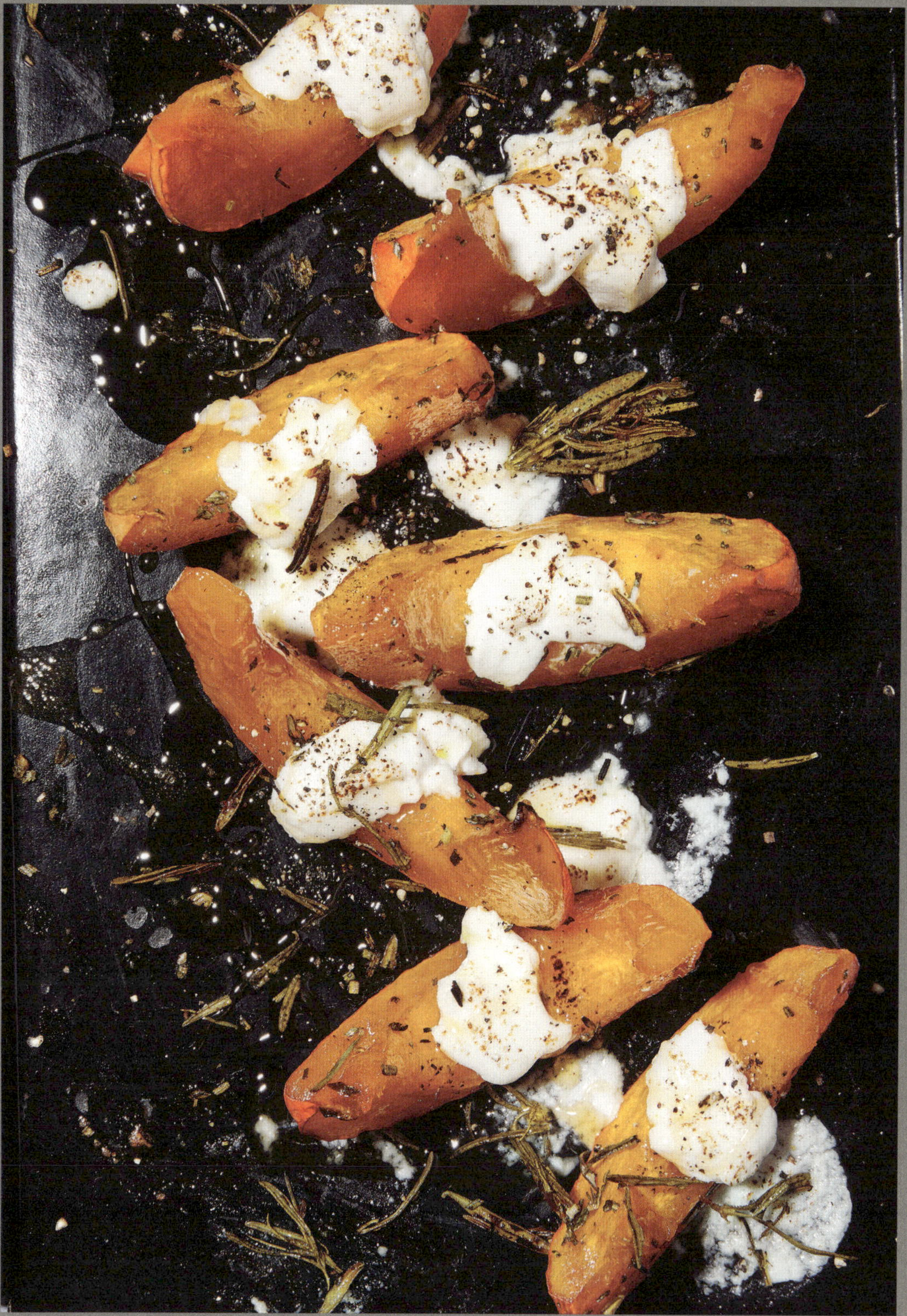

MORI & FRIENDS SPECIAL

Mori kocht mit Sola
Gebackenen Kürbis

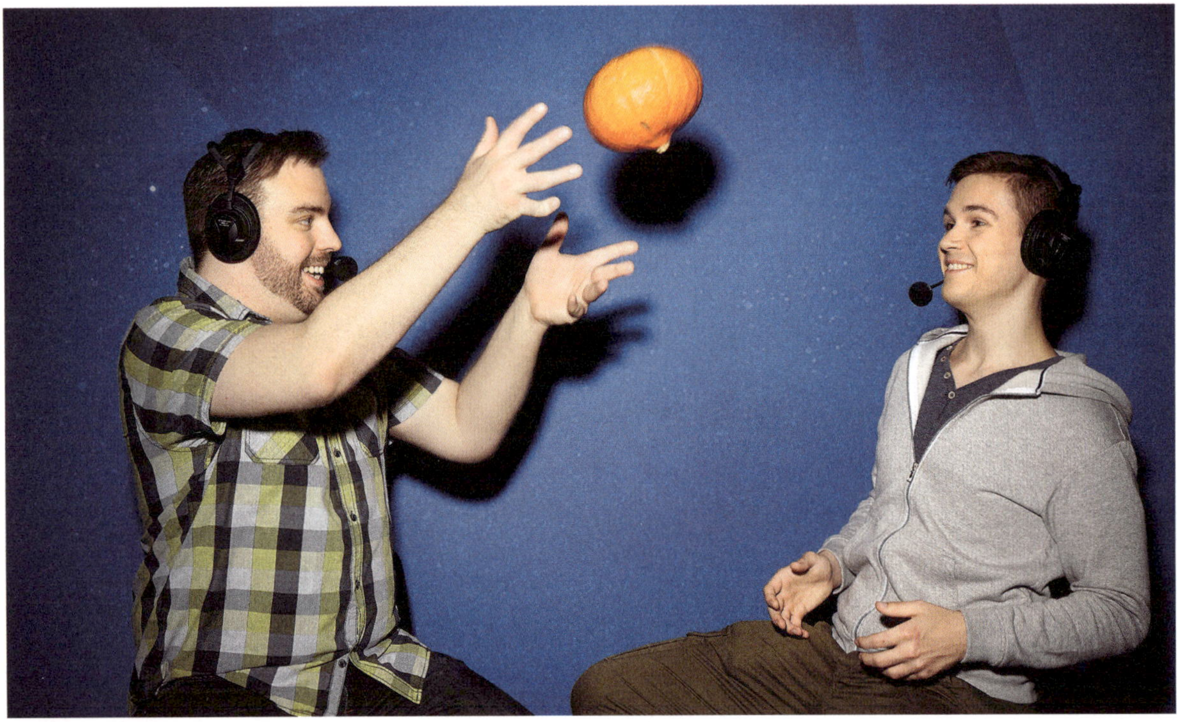

Das tolle am Hokkaido-Kürbis ist ja, dass man ihn samt der **Schale** essen kann. Sola, fang das Ding! Dann die Murmel bitte unter fließendem Wasser waschen und nur die unschönen Stellen auf der Schale, den Stiel und den Blütenansatz abschneiden.

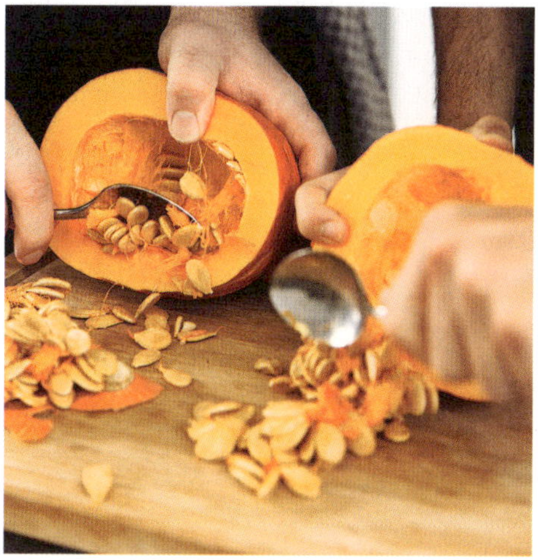

Jetzt geht es ans Eingemachte. Du musst den Kürbis mit einem sehr scharfen Messer halbieren und mit einem Löffel die **Kerne** und das wattige Innere herauskratzen. Die Kerne wandern in den Bio-Müll.

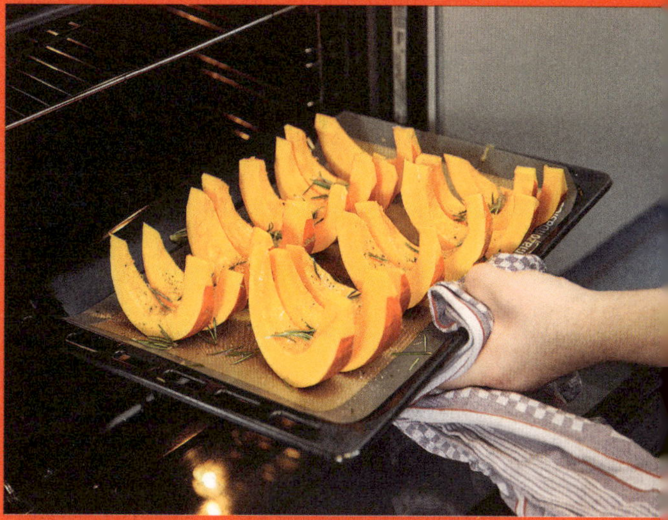

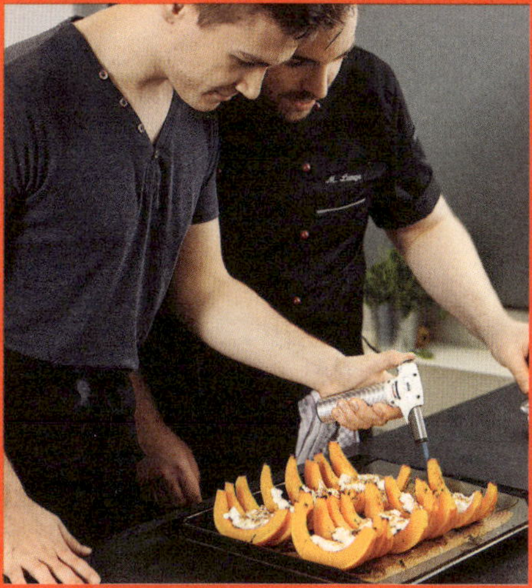

Wer einen Flammbierbrenner besitzt, kann damit ganz einfach den Zucker auf dem Ziegenfrischkäse **karamellisieren**. Megalecker!

Volle Wattzahl voraus!

MAC 'N' CHEESE AUS DER MIKROWELLE

Für 2 Personen
160 g kurze Makkaroni
Salz
200 g Cheddar
1 Handvoll Schnittlauch
200 g Sahne
200 ml Milch
Pfeffer
frisch geriebene Muskatnuss
Außerdem:
mikrowellengeeignete Form (ca. 26 × 21 × 6 cm)

Arbeitszeit: *ca. 10 Min.*
Zeit in der Mikrowelle: *ca. 20 Min.*
Das steckt pro Portion drin:
1080 kcal, 39 g E, 72 g F, 65 g KH

1 Die Nudeln in die Form geben, sodass der Boden gerade so bedeckt ist. Die Nudeln mit Wasser aufgießen, sodass es 2–3 cm über den Nudeln steht, und 1 TL Salz hinzugeben.

2 Die Nudeln nach Packungsanweisung plus 2 Min. zusätzlich in der Mikrowelle bei voller Wattzahl garen. Die Nudel-Wasser-Mischung zwischendurch einmal umrühren.

3 Inzwischen den Cheddar reiben. Schnittlauch waschen, trocken schütteln und in feine Röllchen schneiden. Nudeln in ein Sieb abgießen, zurück in die Form geben, Sahne, Milch und Cheddar dazugeben, untermengen und die Pasta mit Salz, Pfeffer und Muskat würzen.

4 Die Nudelmischung noch mal ca. 4 Min. bei 900 Watt in die Mikrowelle geben. Die Pasta auf zwei Tellern anrichten, mit Schnittlauchröllchen bestreuen und servieren.

More creamy
Wer es etwas fester mag, der kann entweder 1 EL Stärke hinzugeben oder die Milch komplett durch Sahne ersetzen. Achtung: Die Masse zieht an, wenn sie abkühlt.

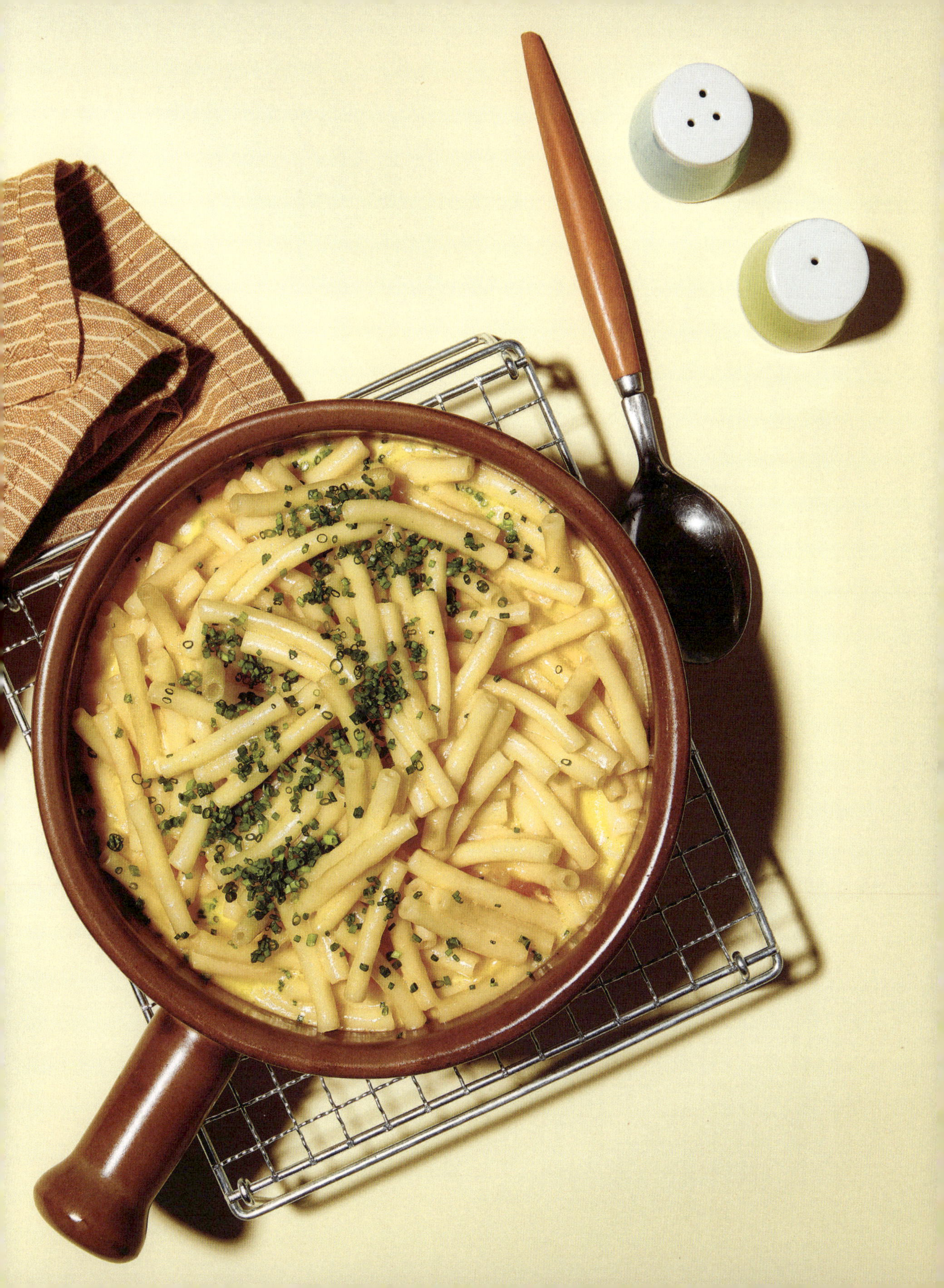

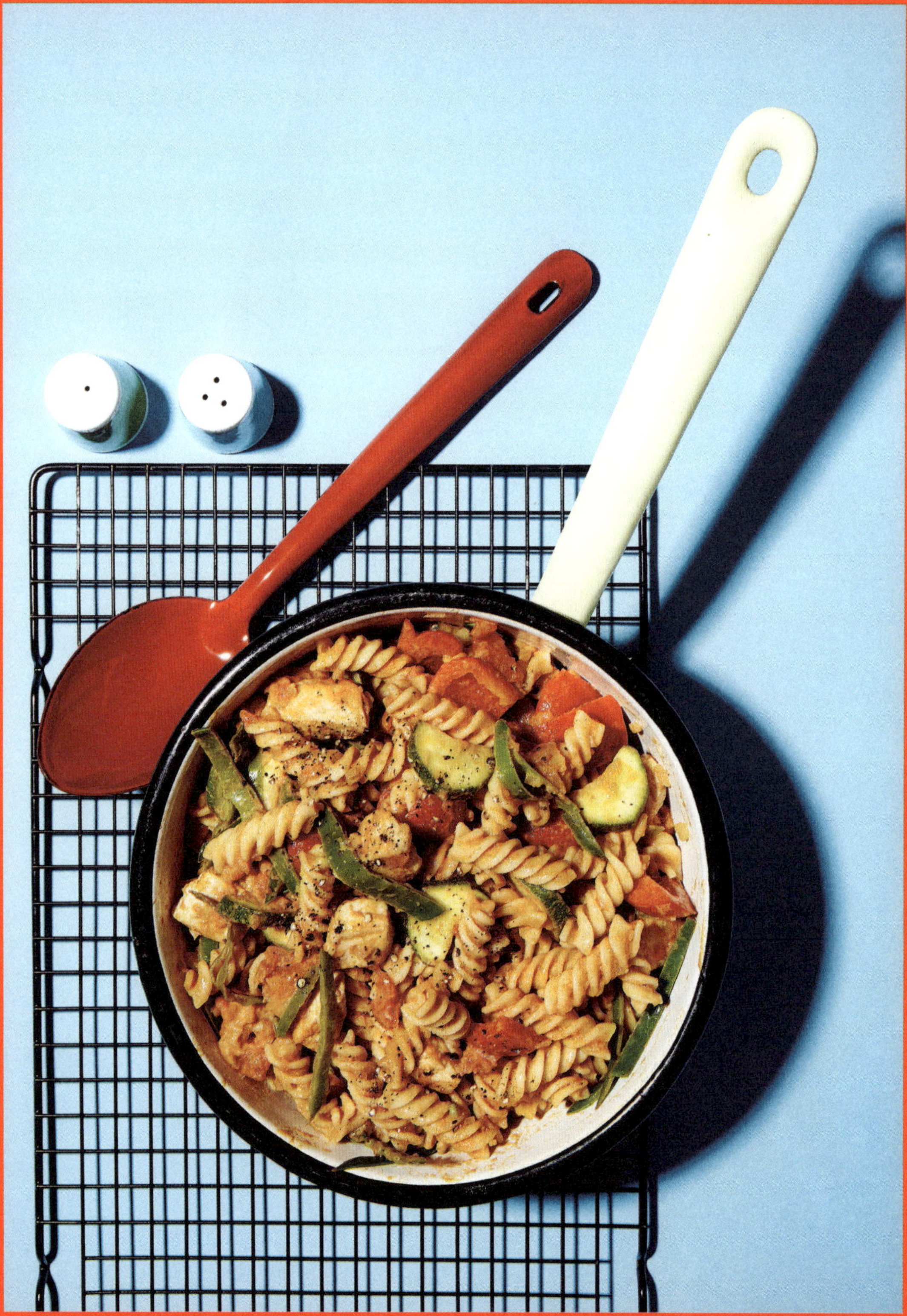

Ein Topf, ein Gedicht!

ONE-POT-PASTA

Für 6 Personen
600 g Hähnchenbrustfilets
2 rote Paprika
1 Zwiebel
3 Knoblauchzehen
200 g Zuckerschoten
1 Zucchino
3 EL Öl
4 TL rote Currypaste
150 ml Weißwein
500 g Fusilli
600 g Kokosmilch
800 g stückige Tomaten (aus der Dose)
4 EL Sojasauce
100 ml Hühnerbrühe (nach Belieben)

Arbeitszeit: *ca. 30 Min.*
Das steckt pro Portion drin:
ca. 730 kcal, 40 g E, 28 g F, 72 g KH

1 Die Hähnchenbrustfilets kalt abspülen, mit Küchenpapier trocken tupfen und in mundgerechte Würfel schneiden. Die Paprika waschen, halbieren, von Kernen und weißen Trennwänden befreien und ebenfalls in mundgerechte Stücke schneiden. Zwiebel und Knoblauch schälen und klein würfeln. Zuckerschoten und Zucchino putzen und waschen. Zucchino längs halbieren und quer in dünne Scheiben schneiden. Die Zuckerschoten in Streifen schneiden.

2 Das Öl in einem großen Topf erhitzen. Zwiebelwürfel und Knoblauch darin bei mittlerer Hitze kurz anschwitzen, Hähnchenwürfel und das vorbereitete Gemüse dazugeben und anbraten. 3 TL rote Currypaste dazugeben und mitanbraten.

3 Den Topfinhalt mit Weißwein ablöschen und die Fusilli, die Kokosmilch und die stückigen Tomaten dazugeben. Die One-Pot-Pasta mit 2 EL Sojasauce würzen.

4 Pasta unter ständigem Rühren bei mittlerer Hitze kochen, bis die Nudeln gar sind. Darauf aufpassen, dass nichts anbrennt. Ist das Gericht nach der Garzeit nicht saftig genug, noch etwas Hühnerbrühe hinzugeben.

5 Die Pasta noch mal mit Currypaste und Sojasauce abschmecken, auf sechs Tellern anrichten und servieren.

Einfach, lecker, günstig!

KARTOFFELN IM KÄSE-SPECK-MANTEL

Für 4 Personen
1 kg junge festkochende Kartoffeln
Salz
2 EL Kümmelkörner
300 g Bergkäse
250 g Frühstücksspeck (in Scheiben)

Arbeitszeit: *ca. 25 Min.*
Zeit fürs Kochen: *ca. 30 Min.*
Das steckt pro Portion drin:
ca. 640 kcal, 36 g E, 38 g F, 37 g KH

1 Die Kartoffeln gründlich waschen und in einem Topf knapp mit Wasser bedecken. 4 EL Salz und den Kümmel dazugeben, das Wasser zum Kochen bringen und die Kartoffeln darin zugedeckt bei mittlerer Hitze in 20–30 Min. garen.

2 Die Kartoffeln abgießen und ausdampfen lassen, dann längs halbieren. Den Käse in ½ cm dicke Scheiben schneiden, sodass diese zwischen zwei Kartoffelhälften passen.

3 Je eine Käsescheibe zwischen zwei Kartoffelhälften legen und die Kartoffel mit je 1 Speckscheibe umwickeln.

4 Kartoffeln in einer Pfanne ohne Fett bei mittlerer Hitze von allen Seiten braten, bis der Käse leicht zerläuft und der Speck knusprig ist. Die Kartoffeln auf vier Tellern anrichten und servieren. Dazu passt ein knackiger Blattsalat.

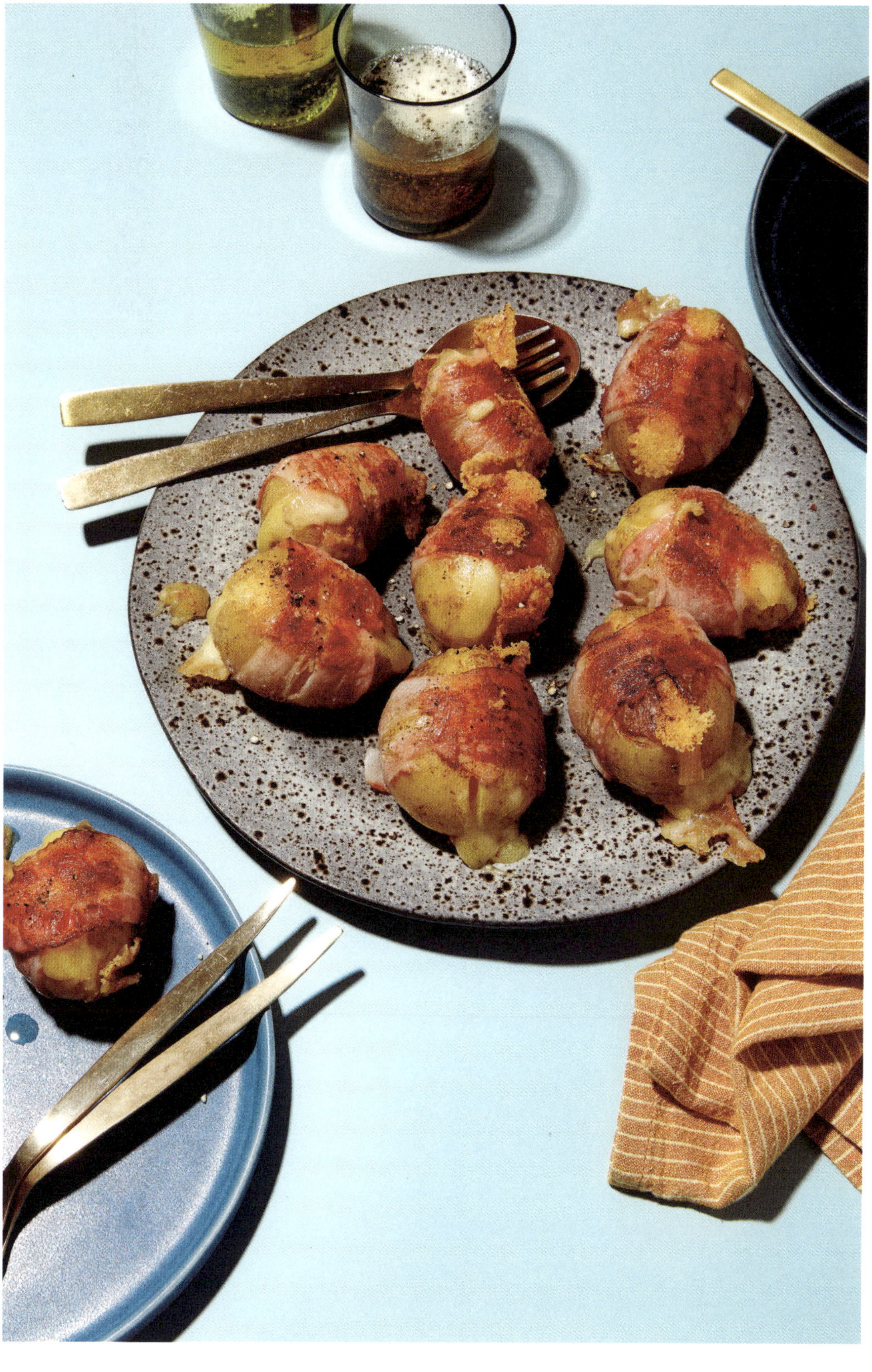

Was Schöneres gibt es nicht ...

CURRYWURST

Für 4 Personen
1 Zweig Rosmarin
1 Zweig Thymian
660 ml Cola
1 Sternanis
2 Lorbeerblätter
2 EL Öl
8 Bratwürstchen (s. Tipp)
300 g Ketchup
2 TL rote Currypaste
2 TL fruchtiges Currypulver

Arbeitszeit: *ca. 5 Min.*
Zeit fürs Reduzieren: *ca. 25 Min.*
Das steckt pro Portion drin:
ca. 625 kcal, 25 g E, 41 g F, 39 g KH

1 Die Kräuter waschen und trocken schütteln. Die Cola zusammen mit Rosmarin, Thymian, Sternanis und den Lorbeerblättern in einen Topf geben, zum Kochen bringen und bei mittlerer bis großer Hitze in ca. 25 Min. auf mindestens ein Drittel des Volumens reduzieren.

2 In der Zwischenzeit das Öl in einer Pfanne erhitzen und die Bratwürstchen darin unter Wenden 3–4 Min. braten, bis sie die gewünschte Bräune erreicht haben. Selbstverständlich könnt ihr die Bratwurst auch grillen.

3 Kräuter, Lorbeer und Sternanis aus der Colareduktion entfernen und das Ketchup zur Reduktion geben. Die Sauce mit 1 TL Currypaste und dem Currypulver würzen. Wer es noch schärfer mag, der gibt noch mehr Currypaste dazu.

4 Die Bratwürstchen in Stücke schneiden, auf vier Tellern anrichten und die Currysauce darübergeben. Zum Schluss noch etwas Currypulver darüberstäuben.

Würstchen mit oder ohne?
Während in Berlin die Currywurst ohne Darm gegessen wird, ist im Ruhrgebiet eine Bratwurst mit Haut die bevorzugte Variante. Eine feste Regel gibt es nicht. Ob rot, weiß, mit oder ohne Haut – nimm, was dir am besten schmeckt.

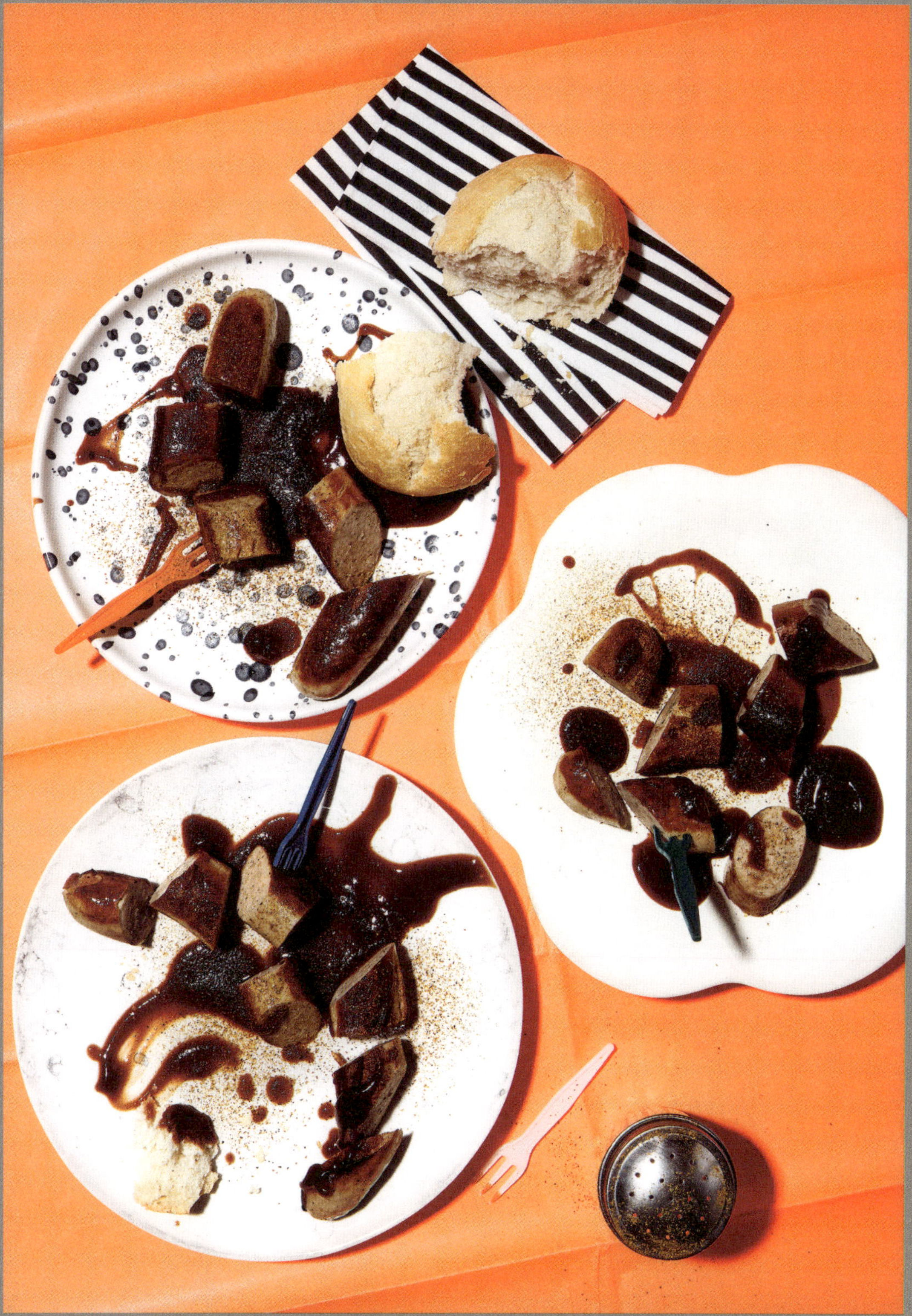

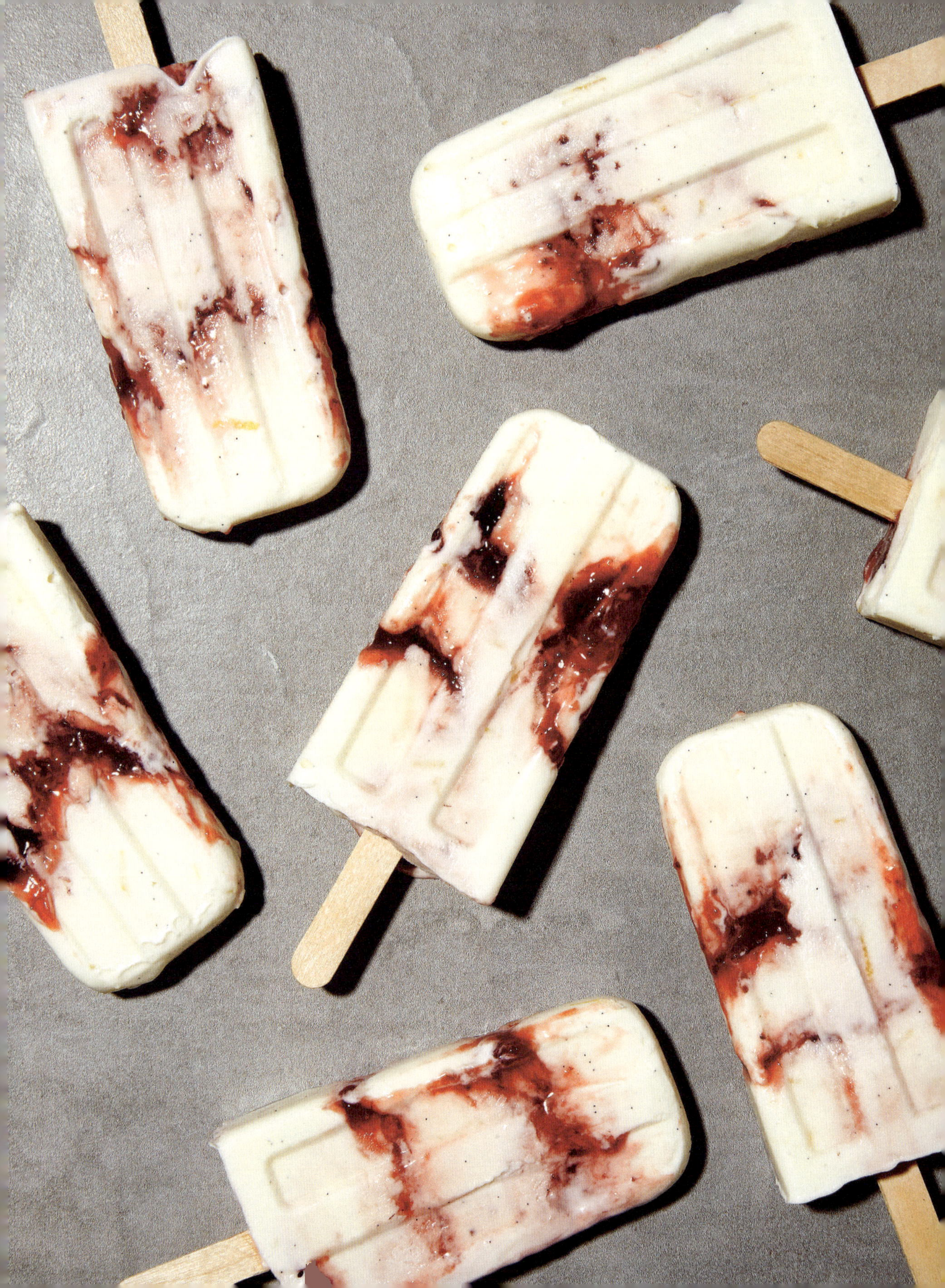

Kuchen am Stiel

KÄSEKUCHENEIS

Für 9 Stück
1 Bio-Zitrone
⅓ Vanilleschote
120 g Frischkäse
75 g Sahne
120 g Crème fraîche
40 g Vanillezucker
50 g Erdbeerkonfitüre
Außerdem:
9 Eis-Förmchen (à 50 ml)
9 Eis-Holzstäbchen

***Arbeitszeit:** ca. 10 Min.*
***Zeit im Gefrierfach:** ca. 4 Std.*
Das steckt pro Stück drin:
ca. 130 kcal, 1 g E, 10 g F, 9 g KH

1 Die Zitrone heiß waschen, abtrocknen und die Schale abreiben. Die Vanilleschote längs aufschlitzen und das Mark mit einem spitzen Messer herauskratzen.

2 Frischkäse, Sahne, Crème fraîche, Vanillezucker, Vanillemark und Zitronenschale in eine Schüssel geben und alles vermengen, sodass eine homogene Masse entsteht.

3 Die Erdbeerkonfitüre glatt rühren, zur Frischkäsemasse geben und nicht ganz unterrühren, damit ihr ein schönes, marmoriertes Muster bekommt.

4 Die Masse auf die Förmchen verteilen, je 1 Holzstäbchen als Stiel in die Mitte stecken und die Förmchen mindestens 4 Std. ins Tiefkühlfach stellen.

Vanilla Ice, Ice, Baby!
Ihr habt Vanilleschote übrig und wisst nicht, was ihr damit anstellen sollt? Legt sie einfach in eure Zuckerdose. So stellt ihr euren eigenen Vanillezucker her. Das funktioniert übrigens auch mit den ausgekratzten Schoten. Der Zucker nimmt in kurzer Zeit das Vanillearoma an.

Mori macht mit Chris alias »Eis«
Käsekucheneis am Stiel

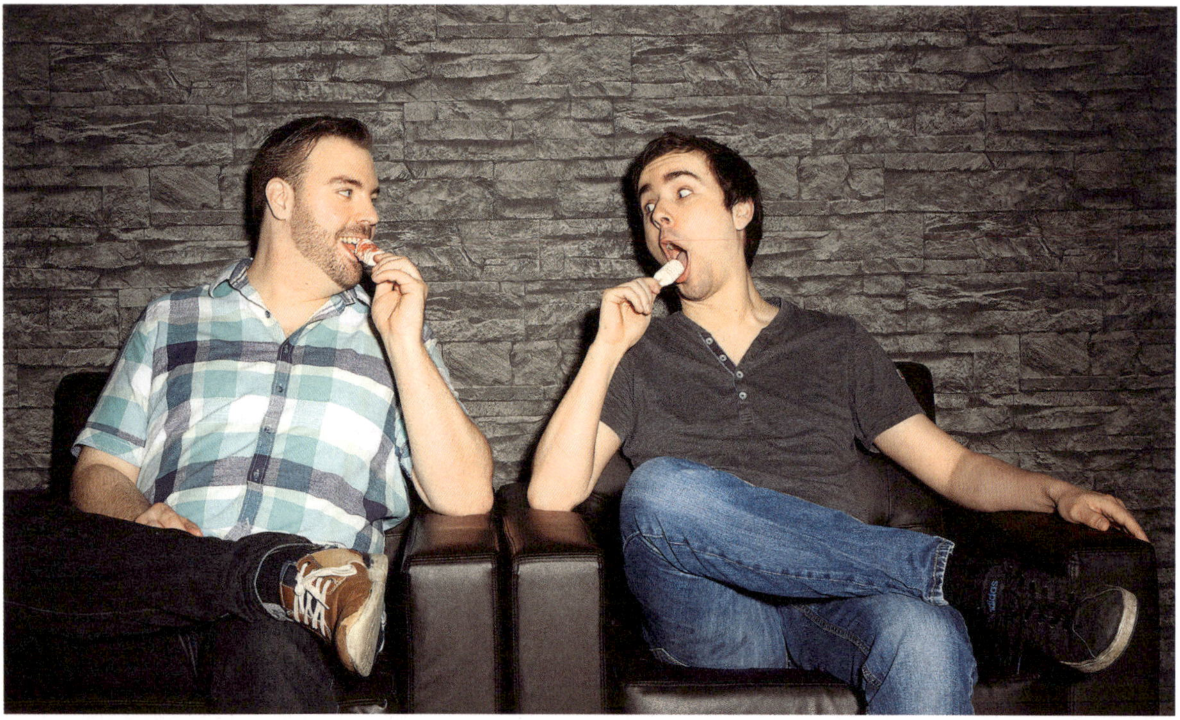

Es geht doch nichts über ein Steckerleis – das ist einfach **Kindheitserinnerung** pur. Mensch, Chris, was war deine Lieblingssorte? Das Eis, das wir heute machen, schmeckt wie Käsekuchen am Stiel: Vanille, Erdbeerkonfitüre, Frischkäse, … lecker!

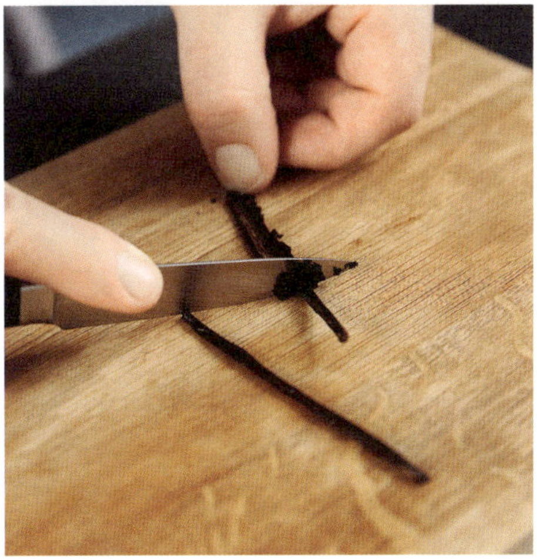

Wusstet ihr, dass Vanille eine **Orchideenart** ist? Um an das Mark zu kommen, nehmt ihr am besten ein spitzes, scharfes Messer, damit schneidet ihr die Schote auf und kratzt das Mark heraus.

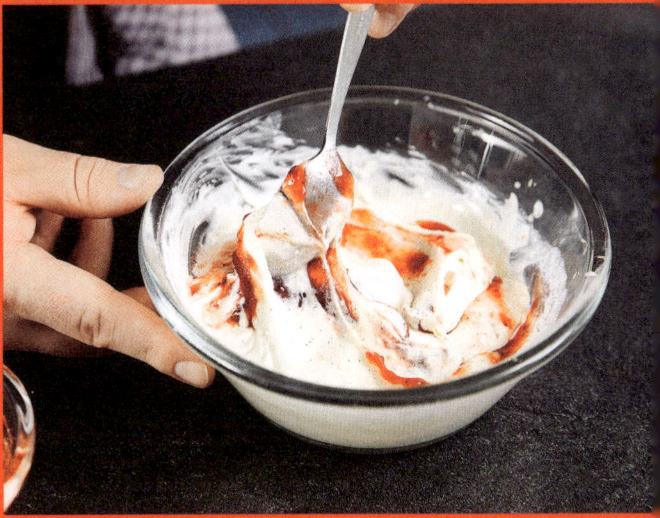

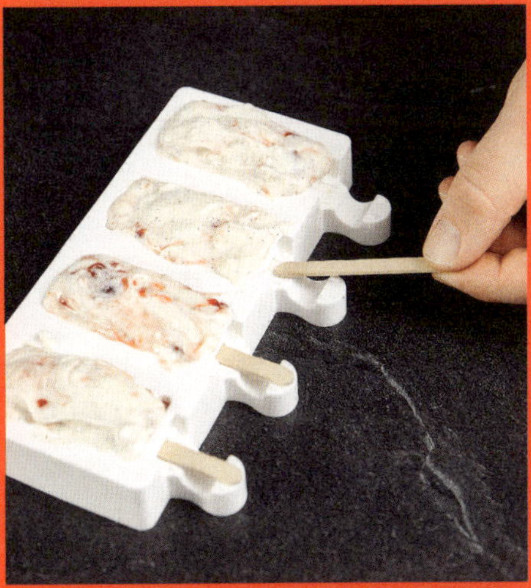

Für den tollen **Marmoreffekt** rührt ihr die Konfitüre nur teilweise unter die Frischkäsecreme, sodass Schlieren entstehen.

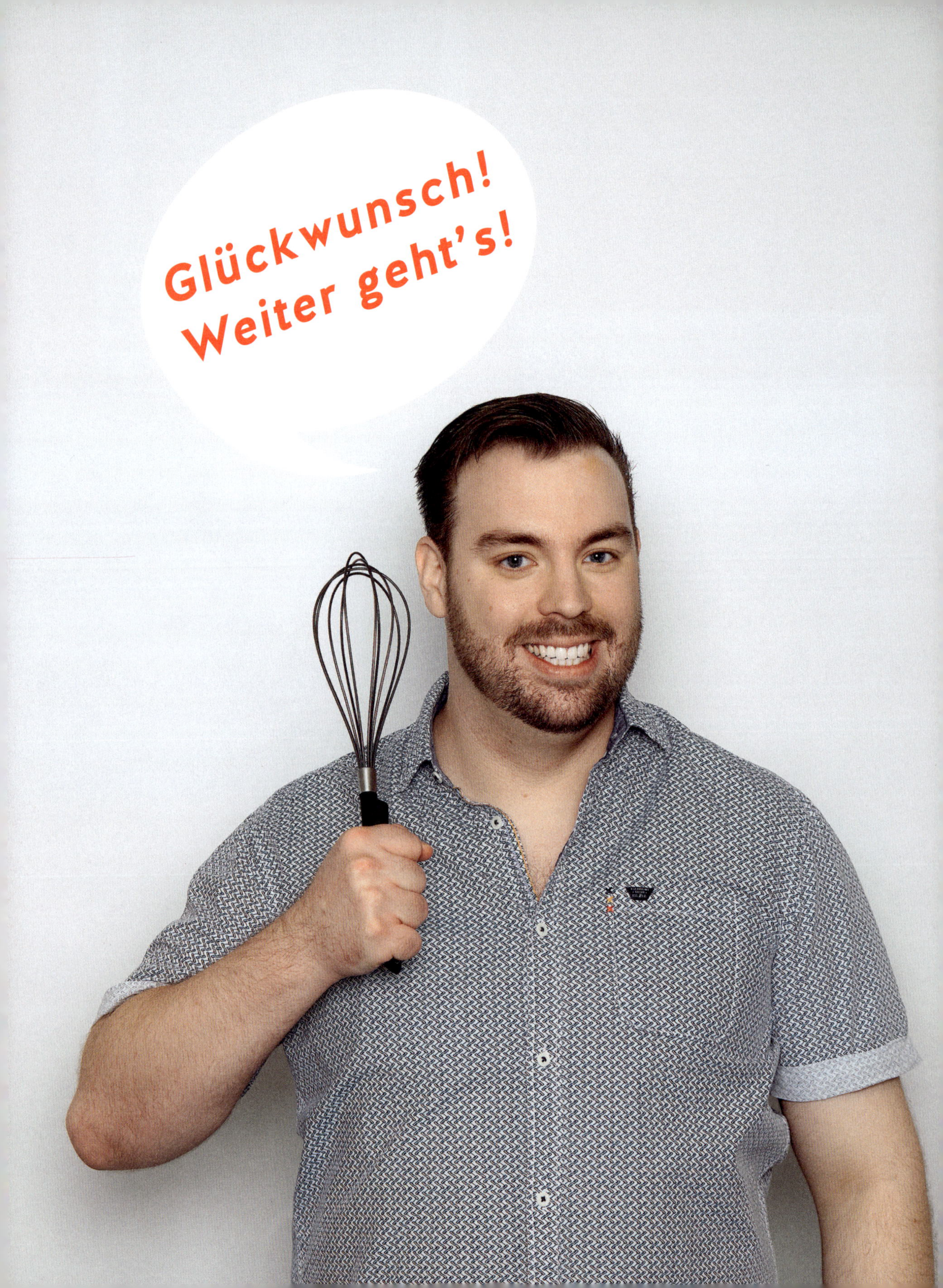
Glückwunsch!
Weiter geht's!

LEVEL-UP

REZEPTE VON KARTOFFELSUPPE
BIS MINUTENSTEAKS

Fürs Valentinstag-Dinner

GARNELEN IN GURKEN-FRISCHKÄSE-RÖLLCHEN

Für 2 Personen als Vorspeise
Für die Deko:
2 Stängel Dill
4 Kirschtomaten
Für die Röllchen:
1 Salatgurke
50 g Frischkäse
Für die Garnelen:
1 Handvoll Petersilie
1 Knoblauchzehe
2 TL Olivenöl
6 geschälte, küchenfertige Garnelen
100 ml Weißwein
1 Spritzer Zitronensaft
Salz | Pfeffer

Arbeitszeit: *ca. 20 Min.*
Das steckt pro Portion drin:
ca. 240 kcal, 14 g E, 13 g F, 6 g KH

1 Für die Deko den Dill waschen, trocken schütteln, die Spitzen abzupfen und auf einem Teller auslegen. Die Kirschtomaten waschen und halbieren.

2 Für die Röllchen die Gurke putzen, waschen und längs mit dem Sparschäler sechs dünne Streifen abschneiden. Die Gurkenstreifen aufrollen, auf das Dillbett stellen und mit Frischkäse füllen. Tomaten rund um die Röllchen anrichten.

3 Für die Garnelen Petersilie waschen, trocken schütteln, die Blättchen abzupfen und fein hacken. Den Knoblauch schälen und in kleine Stücke schneiden.

4 Das Öl in einer Pfanne erhitzen und den Knoblauch darin anschwitzen. Die Garnelen kalt abspülen, mit Küchenpapier trocken tupfen, zum Knoblauch in die Pfanne geben und 2–3 Min. braten. Garnelen mit Weißwein und Zitronensaft ablöschen, mit Salz und Pfeffer würzen und die Petersilie unterheben. Die Garnelen aus dem Sud heben und an den Rand jedes Röllchens je 1 Garnele hängen oder die Garnelen rund um die Röllchen anrichten. Die Röllchen servieren.

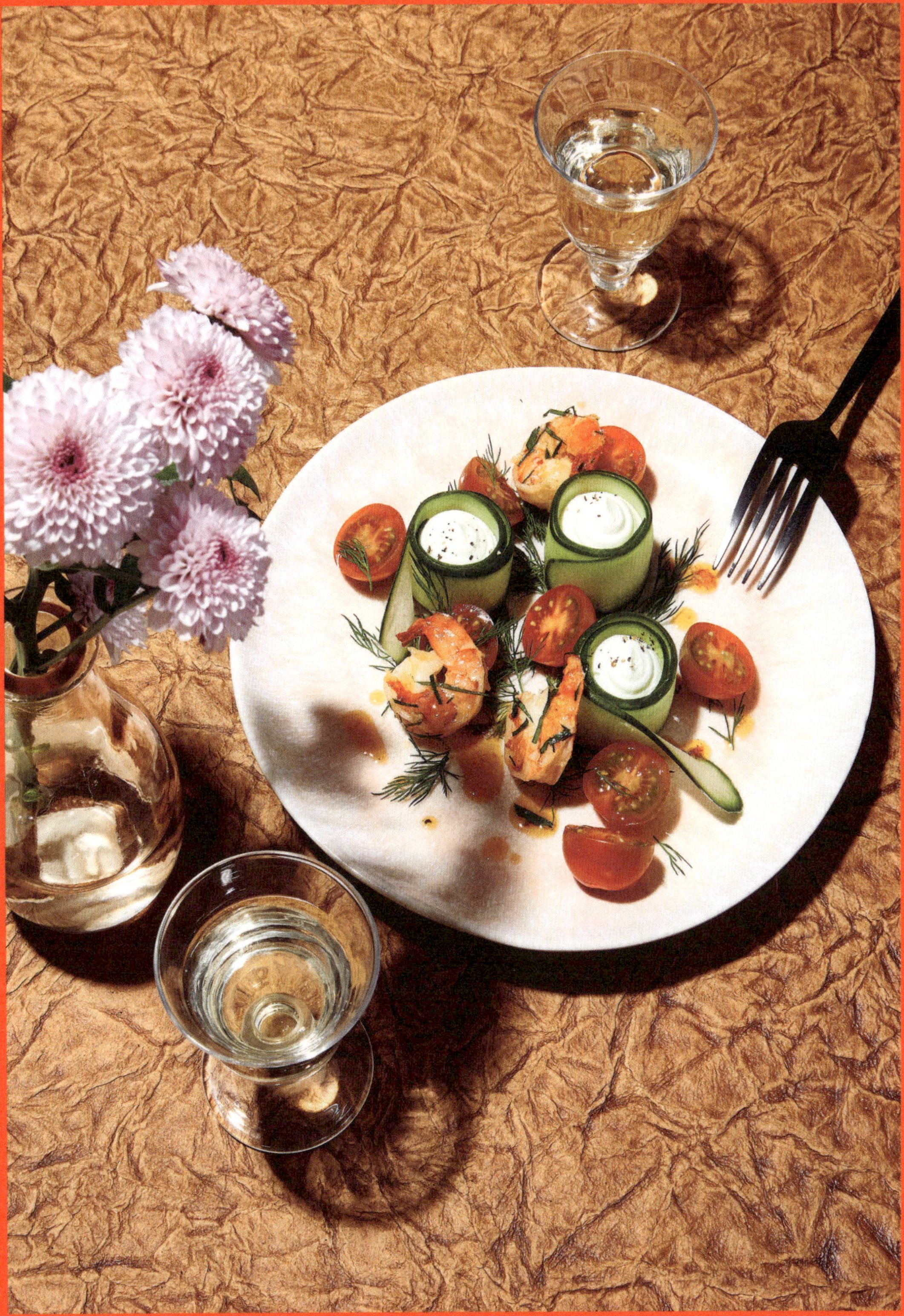

Würziger Knabberspaß

DODO WINGS

Für 2 Personen
1 kg Hähnchenflügel
1 Knoblauchzehe
1 Bio-Limette
2 EL grober Senf
1 TL edelsüßes Paprikapulver
½ TL Chiliflocken (nach Belieben)
75 ml Aceto balsamico
3 EL Honig
Rauchsalz
Pfeffer

Arbeitszeit: *ca. 10 Min.*
Zeit fürs Marinieren: *mind. 1 Std.*
Zeit im Ofen: *ca. 35 Min.*
Das steckt pro Portion drin:
ca. 850 kcal, 62 g E, 47 g F, 33 g KH

1 Hähnchenflügel in einem Sieb kalt abspülen, abtropfen lassen und mit Küchenpapier trocken tupfen. Den Knoblauch schälen und fein hacken. Limette heiß waschen, abtrocknen, die Schale abreiben und den Saft auspressen.

2 Alle Zutaten bis auf die Hähnchenflügel in eine Schüssel geben, verrühren und nochmals mit Rauchsalz, Pfeffer, Honig und Essig abschmecken. Die Hähnchenflügel zur Marinade geben und durchmischen. Flügel samt der Marinade in einen Gefrierbeutel geben, diesen verschließen und die Flügel mindestens 1 Std. marinieren, besser über Nacht.

3 Den Backofen auf 200° vorheizen und ein Backblech mit Backpapier belegen. Die Hähnchenflügel samt Marinade auf dem Blech verteilen und im heißen Ofen (Mitte) 30–35 Min. garen. Dodo Wings auf einer Platte anrichten und beispielsweise mit dem Blattsalat von Seite 10 und den Kartoffelecken von Seite 55 servieren und genießen.

Achtung Hot Grill!
Gerade im Sommer bietet es sich an, die Dodo Wings statt im Backofen auf dem Grill zuzubereiten – am besten bei indirekter Hitze oder im Smoker für noch mehr Raucharoma.

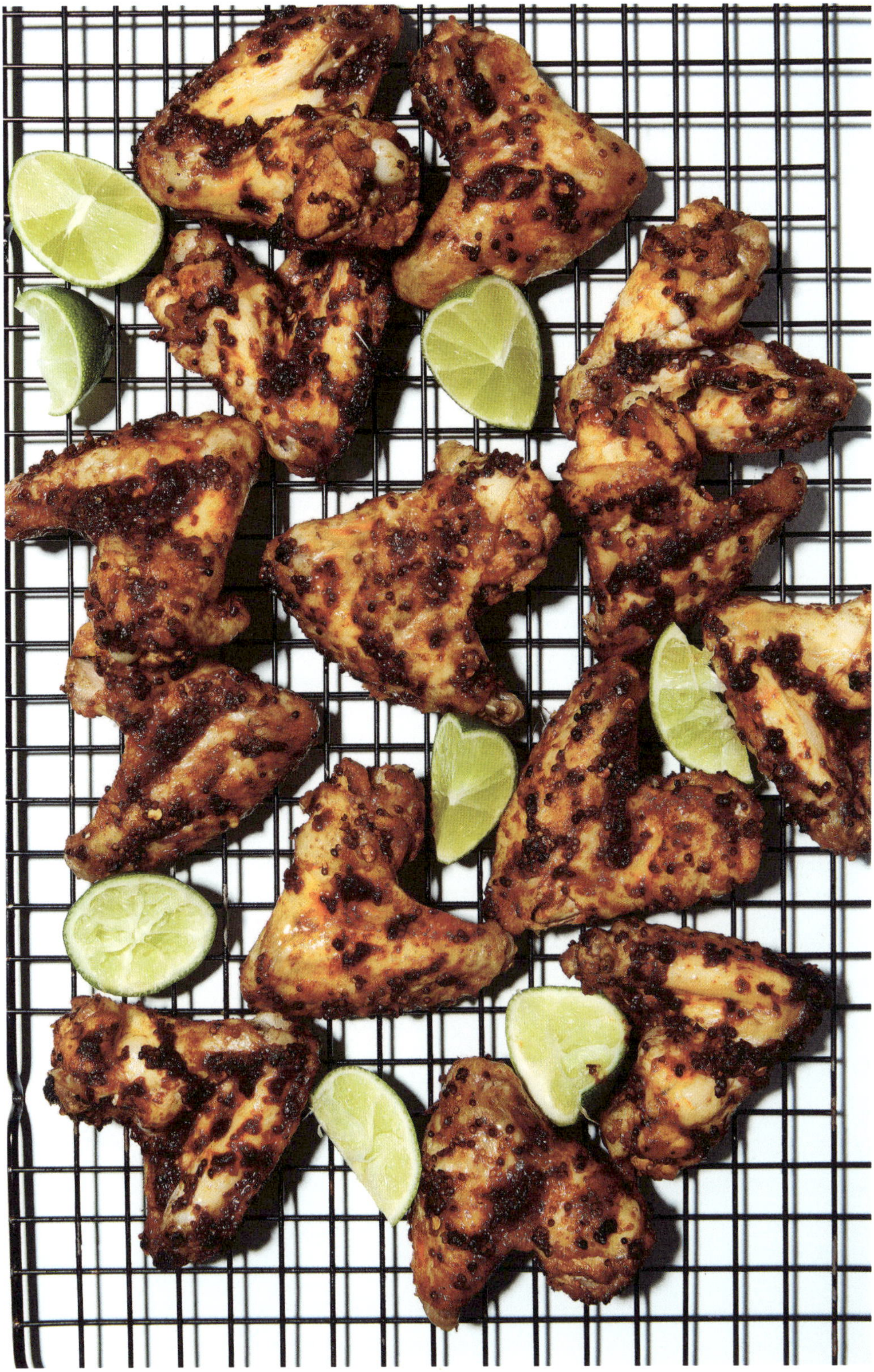

Swedish Hygge Food

KÖTTBULLAR

Für 4 Personen
1 Zwiebel
1 Bund Petersilie
2 Eier (M)
200 g Sahne
400 g Rinderhackfleisch
200 g Semmelbrösel
Salz | Pfeffer
2 TL milder Senf
4 EL Butter

Arbeitszeit: *ca. 30 Min.*
Das steckt pro Portion drin:
ca. 650 kcal, 31 g E, 46 g F, 26 g KH

1 Die Zwiebel schälen und in kleine Würfel schneiden. Die Petersilie waschen, trocken schütteln, die Blättchen abzupfen und diese hacken. Beides zusammen mit Eiern, Sahne, Hackfleisch und Semmelbröseln in eine Schüssel geben.

2 Die Masse mit Salz, Pfeffer und Senf würzen und mit den Händen ordentlich durchkneten, sodass eine homogene Masse entsteht, die sich leicht formen lässt. Aus der Masse mit angefeuchteten Händen Bällchen formen.

3 Die Butter in einer Pfanne zerlassen und die Fleischbällchen darin bei mittlerer Hitze von allen Seiten in 3–4 Min. goldbraun braten. Köttbullar sofort servieren.

Auf die Begleitung kommt es an!
Dazu passen entweder Preiselbeeren und/oder eine leckere Rahmsauce sowie Kartoffelpüree.

Wie spricht man es aus?
Wusstet ihr, dass es einen Köttbullar-Song von Astrid Lindgren gibt? Es heißt »Ge mig mera köttbullar« und ihr findet es auf YouTube. Damit wäre auch die Aussprache geklärt.

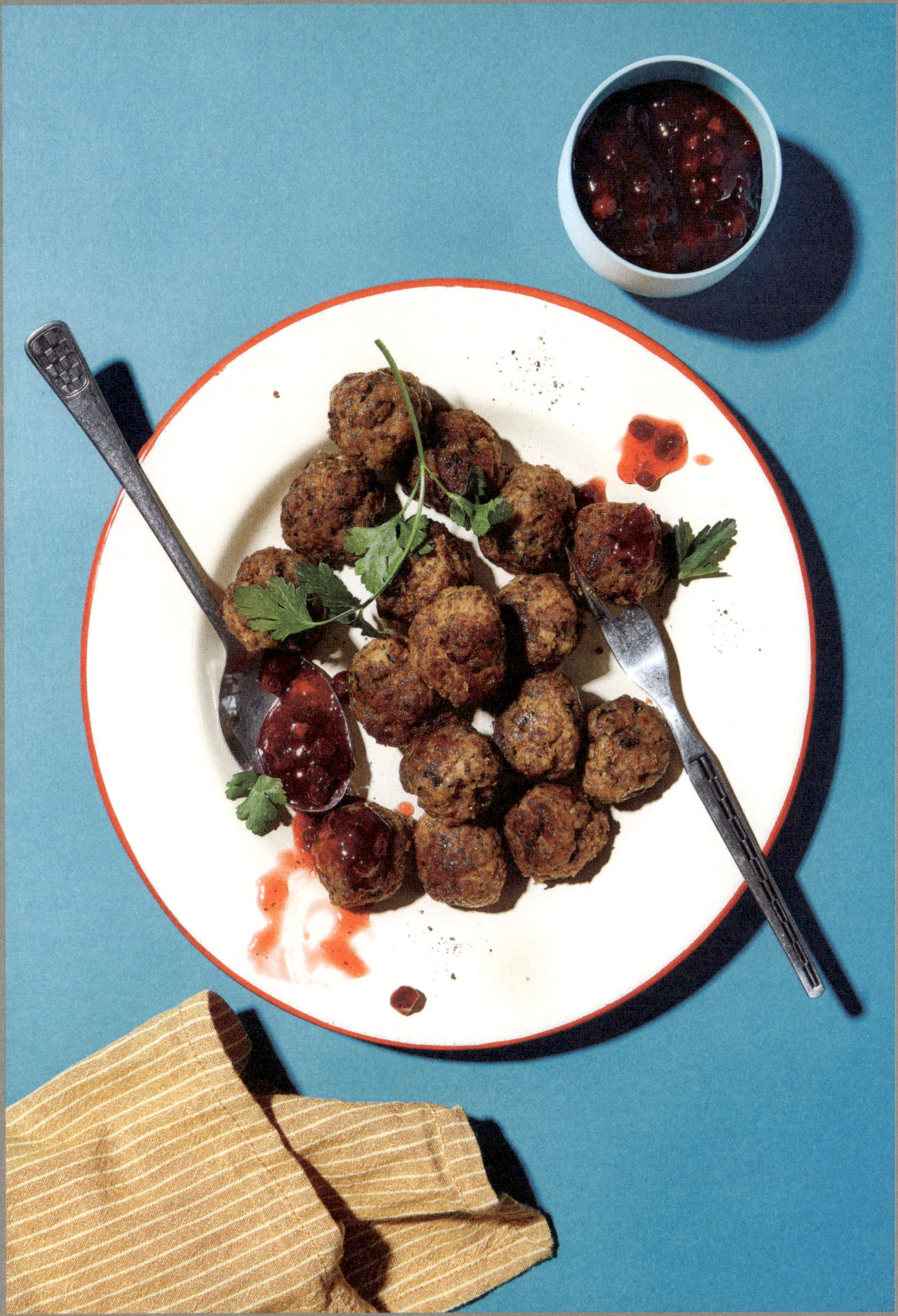

Omas Veggie-Soulfood

KARTOFFELSUPPE

Für 12 Personen
3 kg mehligkochende Kartoffeln
1 kg Möhren
½ Knollensellerie
5 Zwiebeln
1 Stange Lauch
4 EL Olivenöl
4 l Gemüsebrühe
1 TL edelsüßes Paprikapulver
frisch geriebene Muskatnuss
Rauchsalz

Arbeitszeit: *ca. 35 Min.*
Zeit fürs Kochen: *ca. 45 Min.*
Das steckt pro Portion drin:
ca. 210 kcal, 6 g E, 4 g F, 35 g KH

1 Kartoffeln, Möhren und Sellerie putzen, schälen und in grobe Stücke schneiden. Die Zwiebeln schälen und ebenfalls grob würfeln. Den Lauch putzen, längs aufschneiden, unter fließendem Wasser waschen und in Ringe schneiden.

2 Das Öl in einem großen Topf erhitzen und Zwiebeln, Möhren, Kartoffeln, Lauch und Sellerie darin anbraten. 3–4 l Gemüsebrühe angießen, sodass das Gemüse ganz mit der Brühe bedeckt ist.

3 Die Suppe aufkochen und zugedeckt bei mittlerer Hitze ca. 45 Min. köcheln, bis ihr das Gemüse mit einer Gabel zerdrücken könnt, dann mit dem Pürierstab pürieren.

4 Falls die Konsistenz zu dick ist, noch etwas Wasser hinzugeben. Die Kartoffelsuppe mit Paprikapulver, Muskatnuss und Rauchsalz abschmecken und servieren. Wer mag, streut noch ein bisschen gehackte Petersilie obendrauf.

Die nicht vegane Version!
Ihr mögt sie lieber mit Fleisch? Dann würzt die Suppe statt mit Rauchsalz mit normalem Salz. Außerdem würfelt ihr 250 g durchwachsenen Räucherspeck und bratet diesen zusammen mit dem Gemüse an.

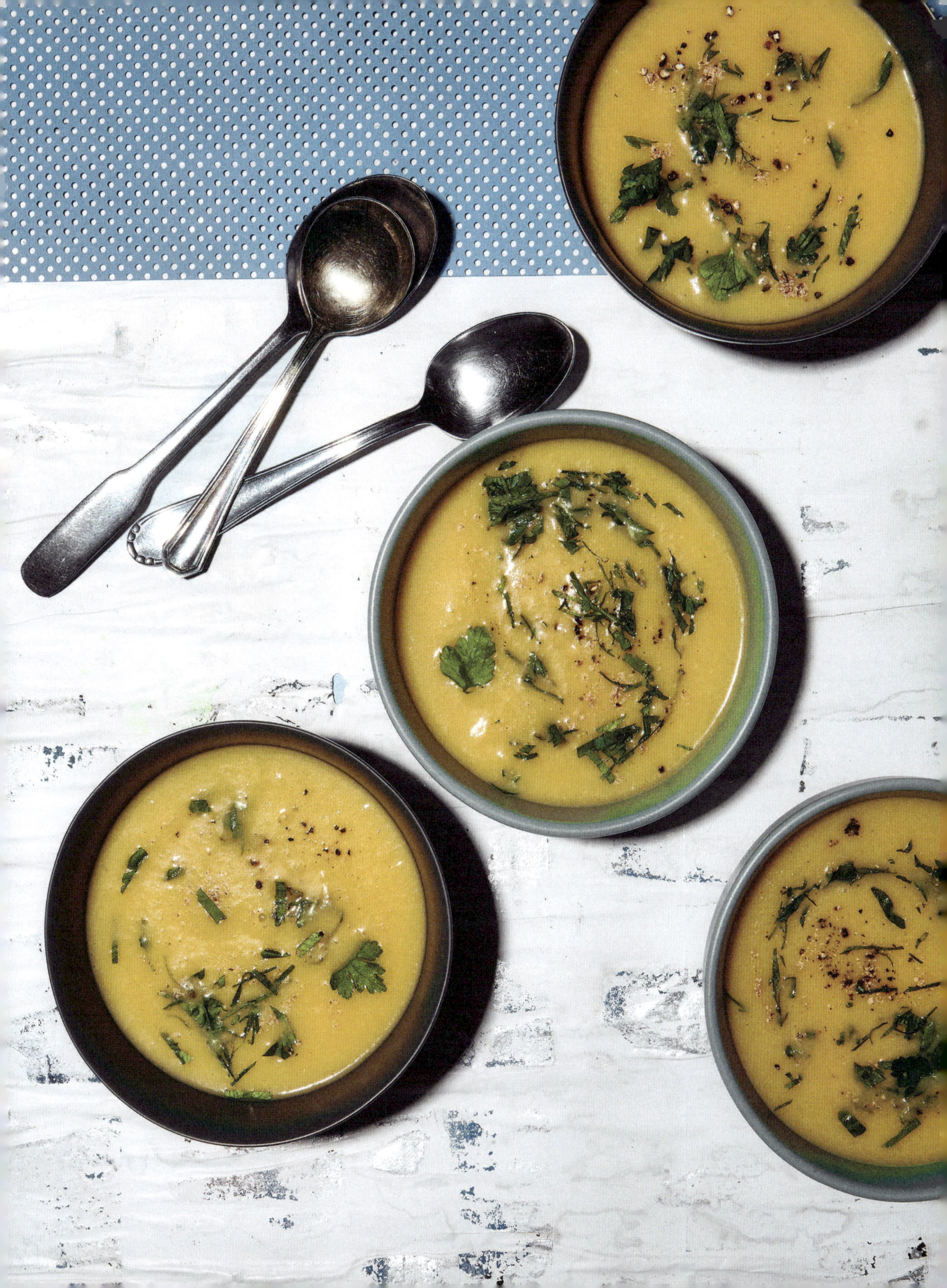

The Mexican Way of Hot!

CHILI CON CARNE

Für 6 Personen
1 kg Rindfleisch aus der Keule
1 Gemüsezwiebel
3 Knoblauchzehen
3 frische rote Chilischoten
2 EL Öl
150 g Tomatenmark
500 ml Schwarzbier
3 Dosen Kidneybohnen (à 250 g Abtropfgewicht)
1 Dose Mais (285 g Abtropfgewicht)
800 g stückige Tomaten (aus der Dose)
4 EL brauner Zucker
4 TL gemahlener Kreuzkümmel
6 TL getrockneter Oregano (gerebelt)
40 g Kakaopulver
Salz | Pfeffer

***Arbeitszeit:** ca. 35 Min.*
***Zeit fürs Schmoren:** ca. 1 Std.*
Das steckt pro Portion drin:
ca. 635 kcal, 51 g E, 20 g F, 56 g KH

1 Das Rindfleisch mit Küchenpapier trocken tupfen und in kleine, mundgerechte Würfel schneiden. Die Zwiebel und den Knoblauch schälen und fein würfeln. Die Chilis waschen, halbieren, von Kernen und weißen Trennwänden befreien und in feine Würfel schneiden.

2 Das Öl in einem großen, weiten Topf erhitzen und die Zwiebel- und Knoblauchwürfel darin anbraten, dann das Fleisch hinzugeben und bei großer Hitze scharf anbraten. Die Chilis und das Tomatenmark hinzugeben und ebenfalls mitanbraten. Den Topfinhalt mit dem Schwarzbier ablöschen.

3 Bohnen und Mais in ein Sieb abgießen, abtropfen lassen und zusammen mit den stückigen Tomaten in den Topf zur Fleischmischung geben. Zucker, Kreuzkümmel, Oregano und Kakao hinzugeben und das Chili con carne offen ca. 1 Std. bei mittlerer Hitze schmoren lassen.

4 Das Chili zum Schluss noch einmal mit Zucker, Kakao, Oregano, Kreuzkümmel sowie Salz und Pfeffer abschmecken und servieren. Dazu passen Baguette oder die Nachos von Seite 136. Die Nachos dann aber »normal« dünn wie die Chips ausrollen, nicht so dick wie für die Burger! Wer es milder mag, gibt einen Klecks Schmand in seine Chili-Portion.

Für Aufgeweckte!
Statt Bier oder Kakao passen auch 400 ml Kaffee sehr gut in das Chili. Er gibt dem Ganzen eine weitere interessante Note. Einfach mal ein wenig mit Aromen experimentieren.

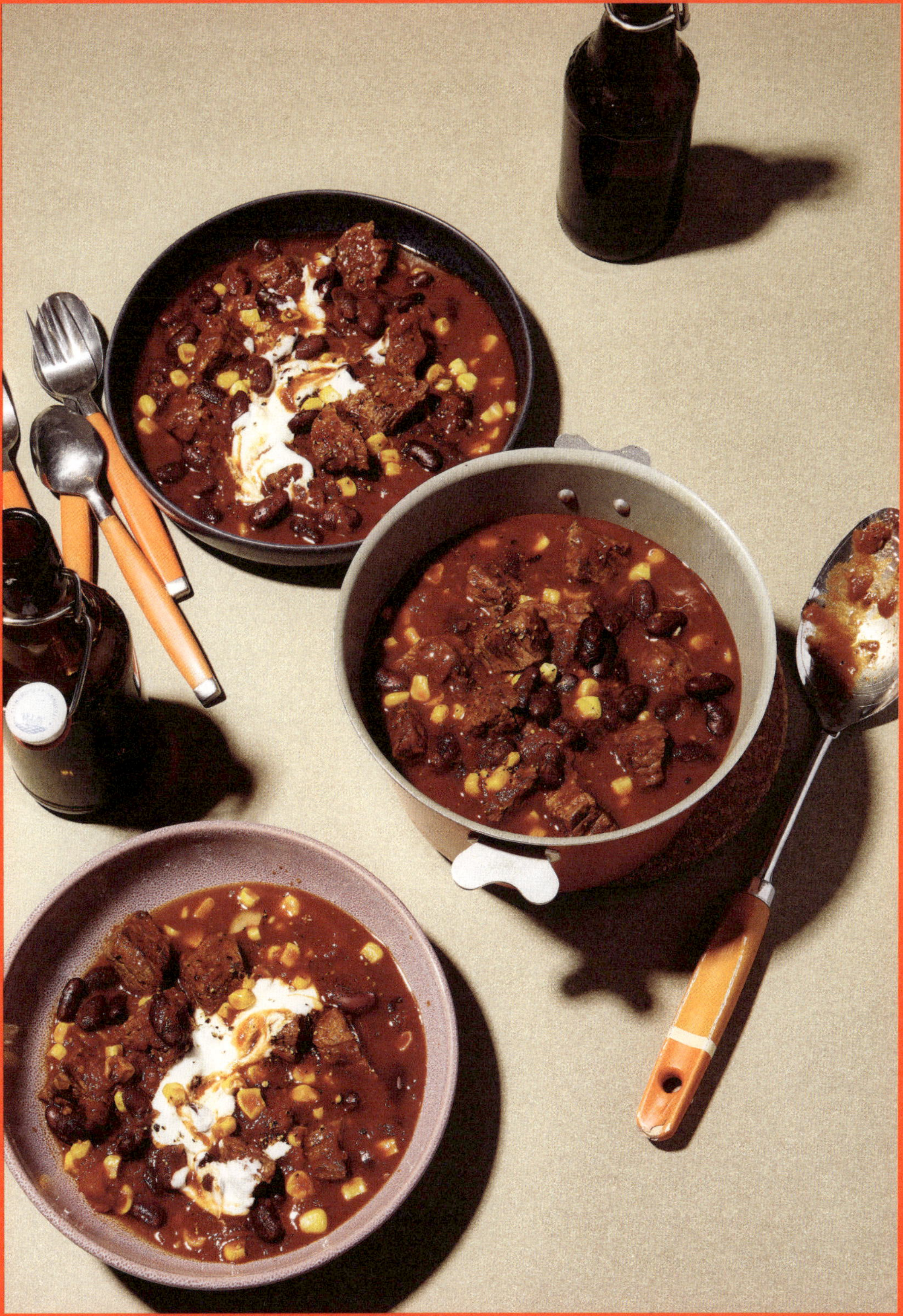

Fixe Feierabendküche

MINUTENSTEAKS MIT PFANNENSAUCE

Für 4 Personen
1 Handvoll Thymian
1 Handvoll Schnittlauch
1 Handvoll Petersilie
1 Handvoll Rosmarin
600 g Minutensteaks vom Schwein
2 EL Öl
1 Zwiebel
4 TL grüner Pfeffer (aus dem Glas)
2 EL Zucker
500 g Sahne
Salz

Arbeitszeit: *ca. 25 Min.*
Das steckt pro Portion drin:
ca. 674 kcal, 37 g E, 52 g F, 14 g KH

1 Die Kräuter waschen, trocken schütteln, die Blättchen bzw. Nadeln von Thymian, Rosmarin und Petersilie abzupfen und diese hacken. Den Schnittlauch in Röllchen schneiden. Die Minutensteaks mit Küchenpapier trocken tupfen.

2 Das Öl in einer Pfanne erhitzen und die Steaks darin bei mittlerer Hitze in 4–5 Min. goldbraun anbraten, dann aus der Pfanne nehmen und warm stellen.

3 Die Zwiebel schälen, in kleine Würfel schneiden und in der Pfanne, in der vorher die Steaks gebraten wurden, zusammen mit dem grünen Pfeffer anbraten. Den Zucker dazugeben und karamellisieren lassen, dann die Sahne angießen und die Sauce zum Kochen bringen.

4 Die Kräuter in die Sauce geben und diese mit Salz abschmecken. Die Minutensteaks mit der Sauce auf vier Tellern anrichten und servieren. Dazu passen Spätzle.

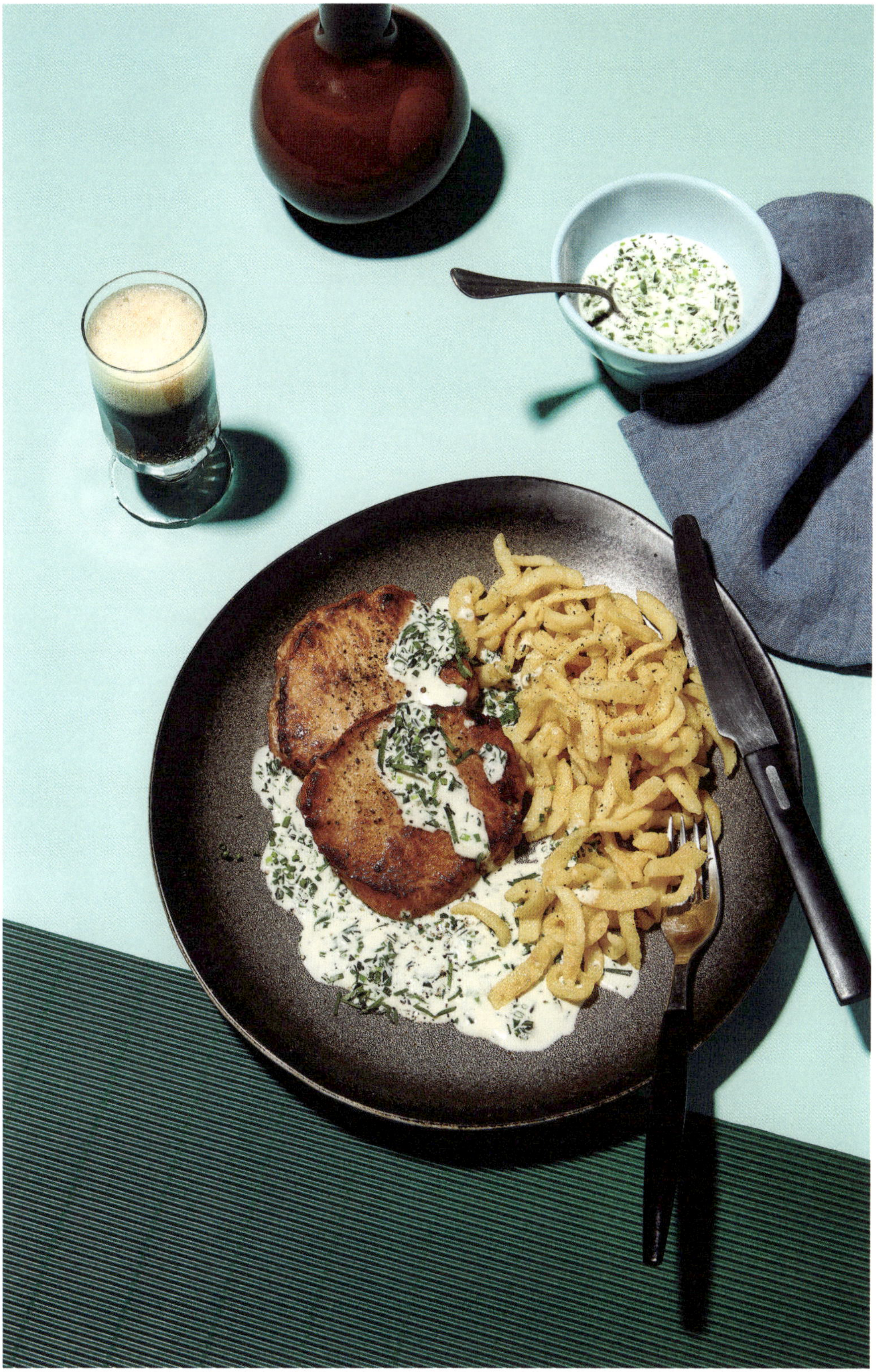

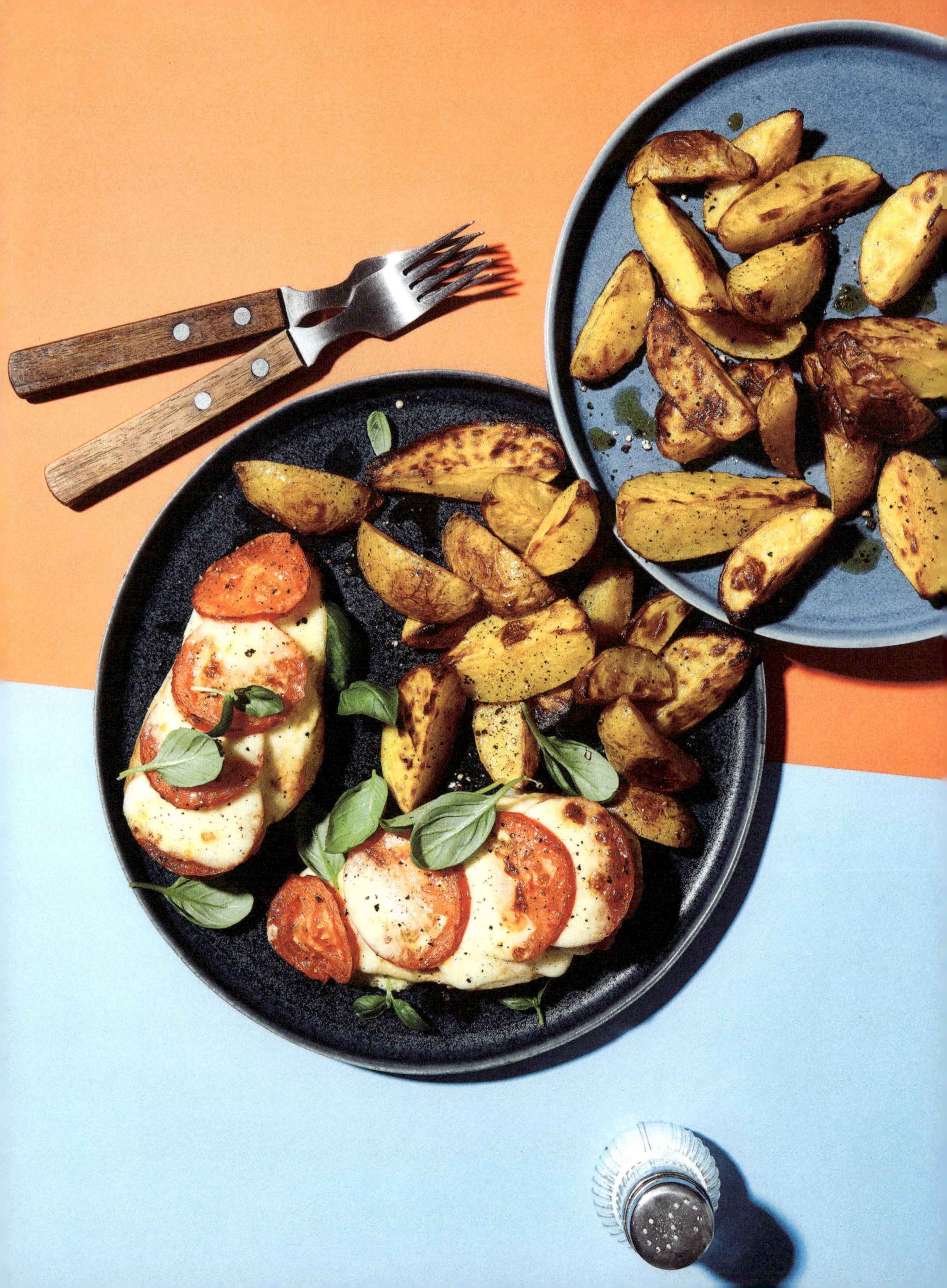

Caprese de luxe

HÄHNCHENBRUST TOMATE-MOZZARELLA
MIT KARTOFFELECKEN

Für 4 Personen
1,2 kg mehligkochende Kartoffeln
4 EL Olivenöl
1 TL edelsüßes Paprikapulver
Salz | Pfeffer
1 große Tomate
1 Kugel Mozzarella (125 g)
2 Hähnchenbrustfilets (ca. 600 g)
1 Handvoll Basilikumblätter

Arbeitszeit: *ca. 25 Min.*
Zeit im Ofen: *ca. 45 Min.*
Das steckt pro Portion drin:
ca. 545 kcal, 97 g E, 19 g F, 46 g KH

1 Die Kartoffeln gründlich waschen und abtrocknen, dann ungeschält vierteln und in eine Schüssel geben. 3 EL Olivenöl und das Paprikapulver dazugeben, die Kartoffeln salzen und pfeffern und alles gut vermischen.

2 Den Backofen auf 180° vorheizen, ein Backblech mit Backpapier belegen. Die Kartoffelecken auf dem Backblech verteilen und im heißen Backofen (Mitte) 30–35 Min. garen.

3 Inzwischen die Tomate waschen, vom Stielansatz befreien und in Scheiben schneiden. Den Mozzarella abtropfen lassen und ebenfalls in Scheiben schneiden.

4 Hähnchenbrustfilets mit Küchenpapier trocken tupfen. Das restliche Olivenöl in einer Pfanne erhitzen und die Filets darin in ca. 4 Min. goldbraun anbraten.

5 Kartoffelecken nach der Garzeit aus dem Ofen nehmen und so zusammenschieben, dass in der Mitte des Blechs Platz für die Hähnchenbrustfilets entsteht. Die Filets aufs Blech setzen, salzen, pfeffern und Tomaten- und Mozzarellascheiben dachziegelartig darauflegen. Kartoffeln und Filets im heißen Backofen (Mitte) in 8–10 Min. fertig garen und überbacken. Basilikumblätter waschen und trocken tupfen. Filets halbieren und zusammen mit den Kartoffeln auf vier Tellern anrichten, mit Basilikum garnieren und servieren.

Echt scharf!
Wer's gerne scharf mag, mischt zusätzlich noch Chiliflocken unter die geviertelten Kartoffeln.

Würzig-süßer Asiatraum

BANANEN-KOKOS-CURRY

Für 6 Personen
400 g Naturreis
1 l Gemüsebrühe
6 Bananen
2 Knoblauchzehen
4 EL Öl
800 g Kokosmilch
3 TL rote Currypaste
4 EL Sojasauce
4 Hähnchenbrustfilets (ca. 800 g)
Salz | Pfeffer

Arbeitszeit: *ca. 40 Min.*
Das steckt pro Portion drin:
ca. 790 kcal, 42 g E, 36 g F, 72 g KH

1 Den Reis zusammen mit der Brühe in einen großen Topf geben, aufkochen und dann bei kleiner Hitze zugedeckt nach Packungsanweisung gar ziehen lassen, bis der Reis die gesamte Flüssigkeit aufgesogen hat.

2 Inzwischen den Backofen auf 180° vorheizen. Bananen und Knoblauch schälen und klein schneiden. 2 EL Öl in einem Topf erhitzen und Knoblauch und Bananen darin anbraten.

3 Die Kokosmilch hinzugeben, aufkochen und die Sauce pürieren. 2 TL Currypaste und die Sojasauce dazugeben. Die Sauce probieren und mit Currypaste abschmecken.

4 Hähnchenbrustfilets mit Küchenpapier trocken tupfen. Das restliche Öl in einer ofenfesten Pfanne erhitzen und die Hähnchenbrustfilets darin von jeder Seite goldbraun anbraten, dann salzen, pfeffern und 8–10 Min. im heißen Backofen (Mitte) fertig garen. Die Filets nach Belieben quer zur Faser in Scheiben schneiden, zusammen mit Reis und Sauce auf sechs Tellern anrichten und servieren.

Lecker Früchtchen!
Statt mit Bananen funktioniert dieses Curry selbstverständlich auch mit anderem Obst, beispielsweise mit Mango oder Ananas, wobei ihr bei letzteren wegen des hohen Säuregehalts möglicherweise etwas Zucker zugeben müsst.

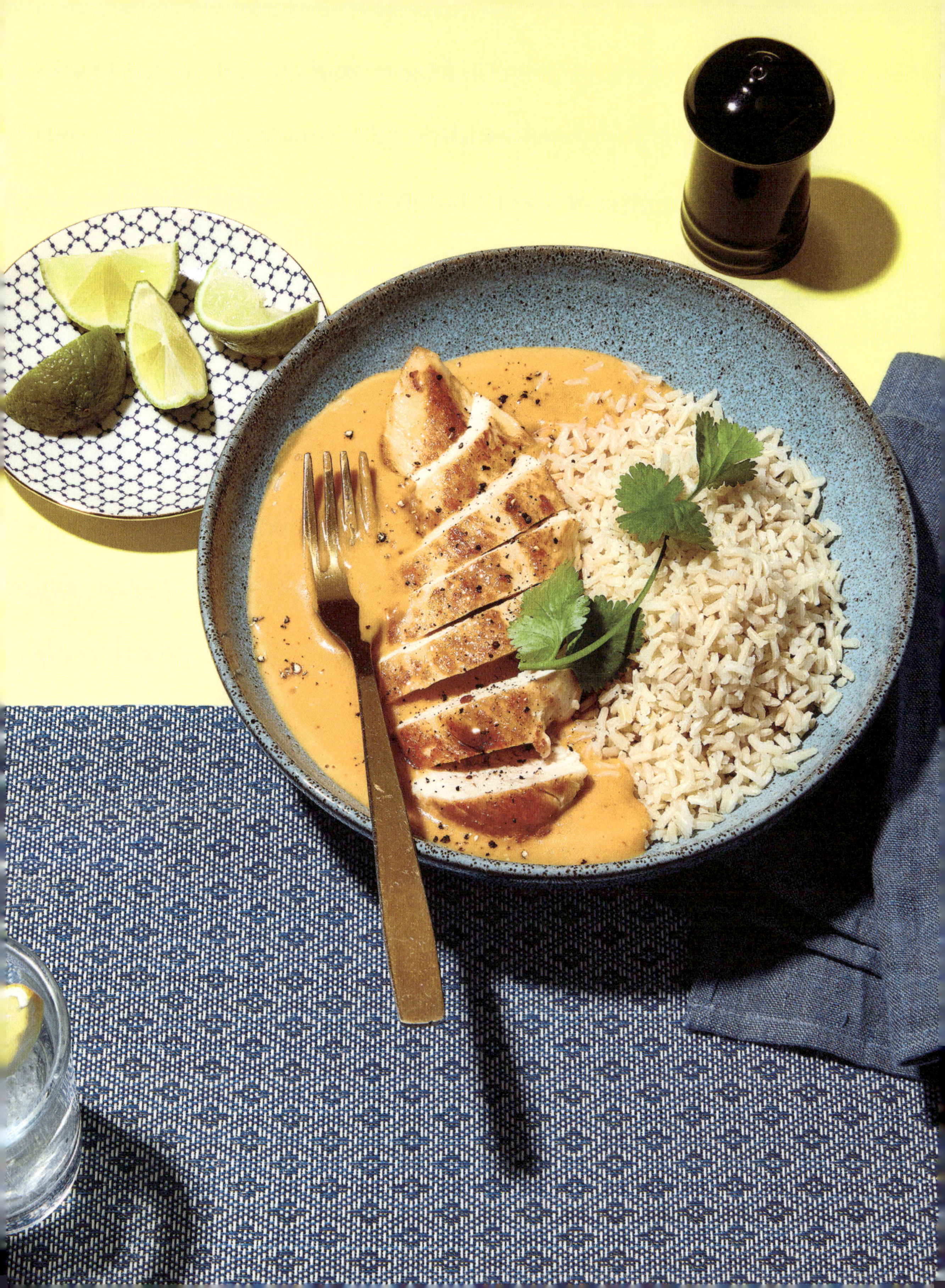

Leichter Sattmacher

GEBRATENER BLUMENKOHL MIT JOGHURT-CURRY-DIP

Für 2 (sehr hungrige) Personen

1 Dose Kichererbsen (250 g Abtropfgewicht)
1 Blumenkohl
1 Stück Ingwer (ca. 5 cm lang)
2 Knoblauchzehen
½ Bund Frühlingszwiebeln
4 Tomaten
1 Handvoll Koriandergrün
2 EL Rapsöl
2 EL Currypulver
Salz | Pfeffer
300 g griechischer Joghurt (10 % Fett)

Arbeitszeit: *ca. 25 Min.*
Das steckt pro Portion drin:
ca. 480 kcal, 20 g E, 27 g F, 36 g KH

1 Die Kichererbsen in ein Sieb abgießen, kalt abspülen und abtropfen lassen. Den Blumenkohl waschen, putzen und in Röschen schneiden. Ingwer und 1 Knoblauchzehe schälen und klein würfeln. Frühlingszwiebeln putzen, waschen und in feine Ringe schneiden. Tomaten waschen, von den Stielansätzen befreien und achteln. Koriander waschen, trocken schütteln, die Blätter abzupfen und diese fein hacken.

2 Das Rapsöl in einer Pfanne erhitzen und die Blumenkohlröschen darin 3–4 Min. anbraten. Kichererbsen, Knoblauch und Ingwer dazugeben und alles weitere 3–4 Min. braten. Dann die Tomaten und die Frühlingszwiebeln dazugeben und 1–2 Min. mitbraten. Das Gemüse mit 1 EL Currypulver, Salz und Pfeffer abschmecken und den Koriander darüberstreuen.

3 Für den Curry-Dip den Joghurt in eine Schale geben. Restliche Knoblauchzehe schälen und in den Joghurt reiben oder pressen. Den Dip mit Currypulver, Salz und Pfeffer abschmecken und mit der Blumenkohlpfanne servieren.

Curry ist nicht gleich Curry!
Neben der klassischen Sorte »Goldelefant« gibt es noch etliche weitere Curry-Mischungen. Für den gebratenen Blumenkohl empfehle ich eine etwas schärfere Variante, wie beispielsweise das »Hamburger-Hafencurry«.

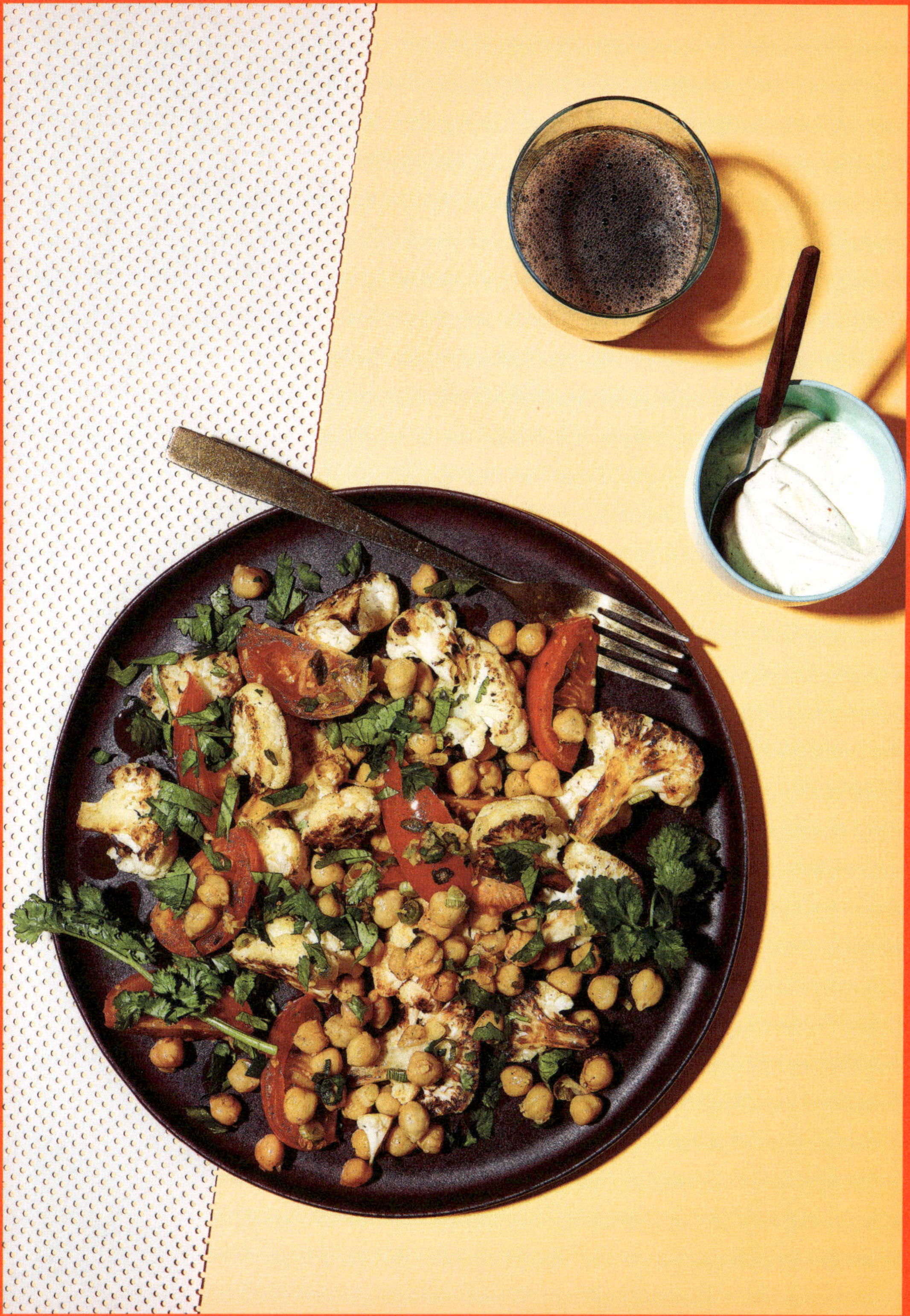

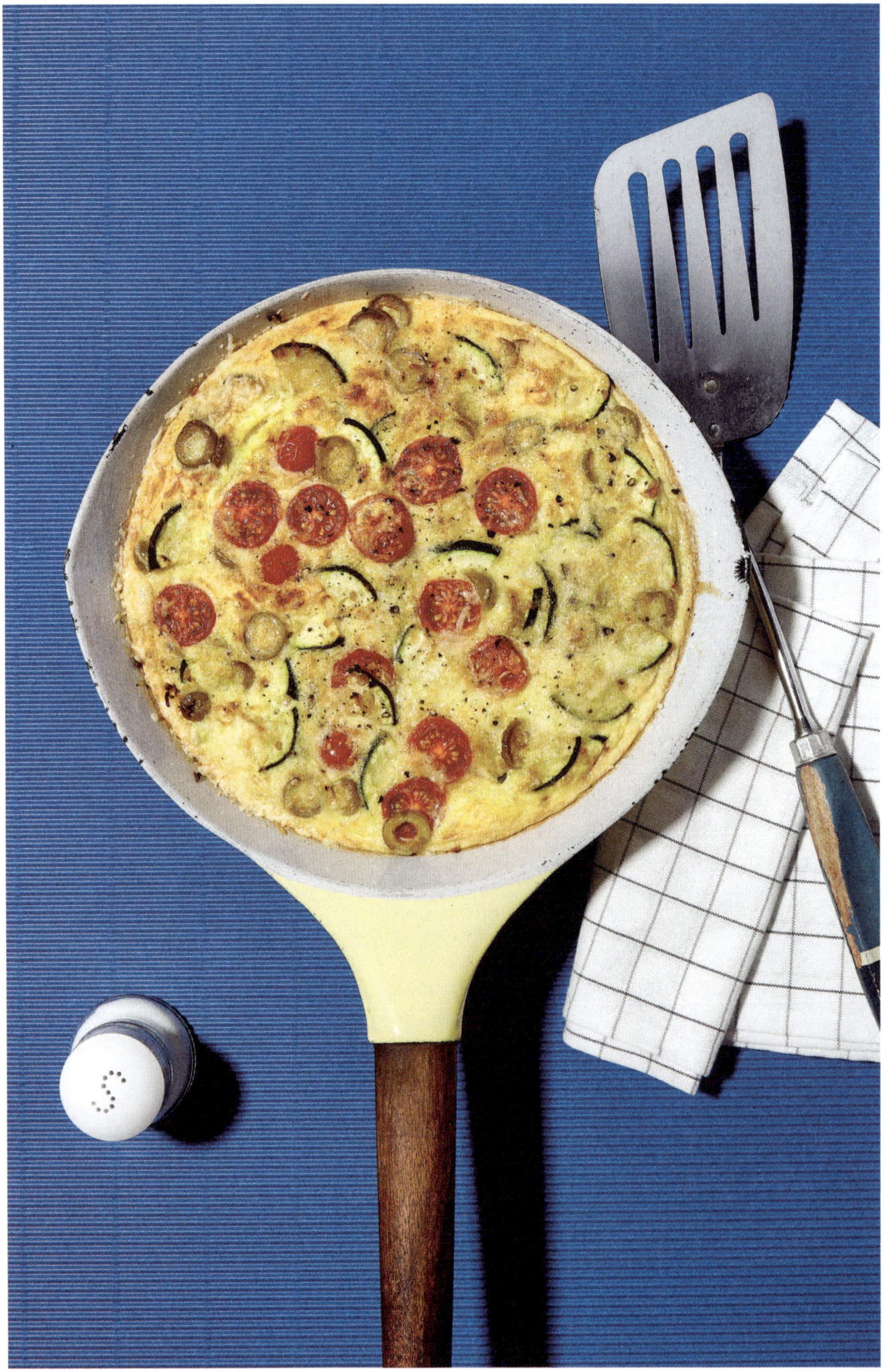

Ei, ei, ei!

GEMÜSE-FRITTATA

Für 3 (sehr hungrige) Personen
100 g Parmesan
8 Eier (M)
50 g Sahne
frisch geriebene Muskatnuss
Salz | Pfeffer
1 Knoblauchzehe
1 Zwiebel
100 g Kirschtomaten
½ Zucchino
50 g Oliven
2 EL Butter

Arbeitszeit: *ca. 20 Min.*
Zeit im Ofen: *ca. 10 Min.*
Das steckt pro Portion drin:
ca. 510 kcal, 32 g E, 40 g F, 5 g KH

1 Parmesan reiben. Die Eier in eine Schüssel aufschlagen, 80 g Parmesan, Sahne, Muskat, Salz und Pfeffer dazugeben und alles mit dem Schneebesen verquirlen.

2 Den Backofen auf 180° vorheizen. Knoblauch und Zwiebel schälen und in kleine Würfel schneiden. Die Kirschtomaten waschen und je nach Größe halbieren oder vierteln. Zucchino putzen, waschen, längs vierteln und quer in dünne Scheiben schneiden. Die Oliven in dünne Ringe schneiden.

3 Die Butter in einer beschichteten Pfanne zerlassen und Zwiebel sowie Knoblauch darin bei mittlerer Hitze anbraten. Zucchino dazugeben und 2 Min. mitbraten. Dann Tomaten und Oliven mit in die Pfanne geben und 1–2 Min. mitbraten. Die Hitze etwas reduzieren, die Eier-Parmesan-Masse in die Pfanne geben und ca. 2 Min. stocken lassen. Anschließend den restlichen Parmesan darauf verteilen.

4 Die Pfanne auf mittlerer Schiene in den Ofen stellen und die Frittata in 8–10 Min. fertig stocken lassen. Die Frittata ist fertig, wenn sie leicht gebräunt ist und nicht mehr wackelt, wenn man die Pfanne hin- und herzieht. Trotzdem sollte die Frittata noch weich und fluffig sein.

5 Frittata auf ein Holzbrett gleiten lassen, dabei eventuell mit einem Teigschaber die Ränder vom Pfannenrand lösen, wie einen Kuchen in Stücke schneiden und servieren.

Mittelmeer-Feeling!
Aus der italienischen Frittata wird ganz schnell eine spanische Tortilla, wenn ihr das Gemüse in dem Rezept durch gekochte und in Scheiben geschnittene Kartoffeln austauscht.

Für kalte Wintertage

GEBRATENE BLUTWURST MIT KARTOFFELSTAMPF

Für 4 Personen
1,2 kg mehligkochende Kartoffeln
Salz
2 EL Kümmelkörner
500 g Blutwurst
100 g Mehl (Type 405)
3 EL Butterschmalz
1 Apfel
2 EL Zucker
2 Zwiebeln
150 g Butter
frisch geriebene Muskatnuss

Arbeitszeit: *ca. 35 Min.*
Zeit fürs Kochen: *ca. 30 Min.*
Das steckt pro Portion drin:
ca. 1063 kcal, 21 g E, 80 g F, 67 g KH

1 Die Kartoffeln waschen und schälen. In einem großen Topf reichlich Wasser zum Kochen bringen, 2 TL Salz und die Kümmelkörner dazugeben und die Kartoffeln darin zugedeckt bei mittlerer Hitze in ca. 30 Min. garen.

2 Inzwischen die Wurst von der Haut befreien, in ca. 2 cm dicke Scheiben schneiden und diese in Mehl wenden. 2 EL Butterschmalz in einer Pfanne erhitzen und die Blutwurstscheiben darin von beiden Seiten 3–4 Min. anbraten. Die Blutwurst aus der Pfanne nehmen und warm stellen.

3 Den Apfel gründlich waschen, vom Kerngehäuse befreien und in ca. 1 cm dicke Ringe schneiden. ½ EL Butterschmalz in die Pfanne geben und die Apfelringe darin anbraten. Den Zucker dazugeben, karamellisieren lassen, Apfelringe darin schwenken, aus der Pfanne nehmen und warm stellen.

4 Zwiebeln schälen, halbieren und in Halbringe schneiden. Das restliche Butterschmalz in die Pfanne geben und die Zwiebelringe darin goldbraun braten.

5 Die Kartoffeln in ein Sieb abgießen und zurück in den Topf geben. Butter dazugeben und die Kartoffeln mit einem Kartoffelstampfer fein zerdrücken. Den Kartoffelstampf mit Muskat und Salz abschmecken und zusammen mit Blutwurst, Apfelringen und Zwiebeln auf vier Tellern anrichten.

Süßer Geschmackskick
Die Blutwurst schmeckt übrigens besonders genial, wenn ihr darüber noch etwas Zuckerrüben-Sirup träufelt. Die Kombination aus herzhaft und süß gibt einen richtig geilen Kick.

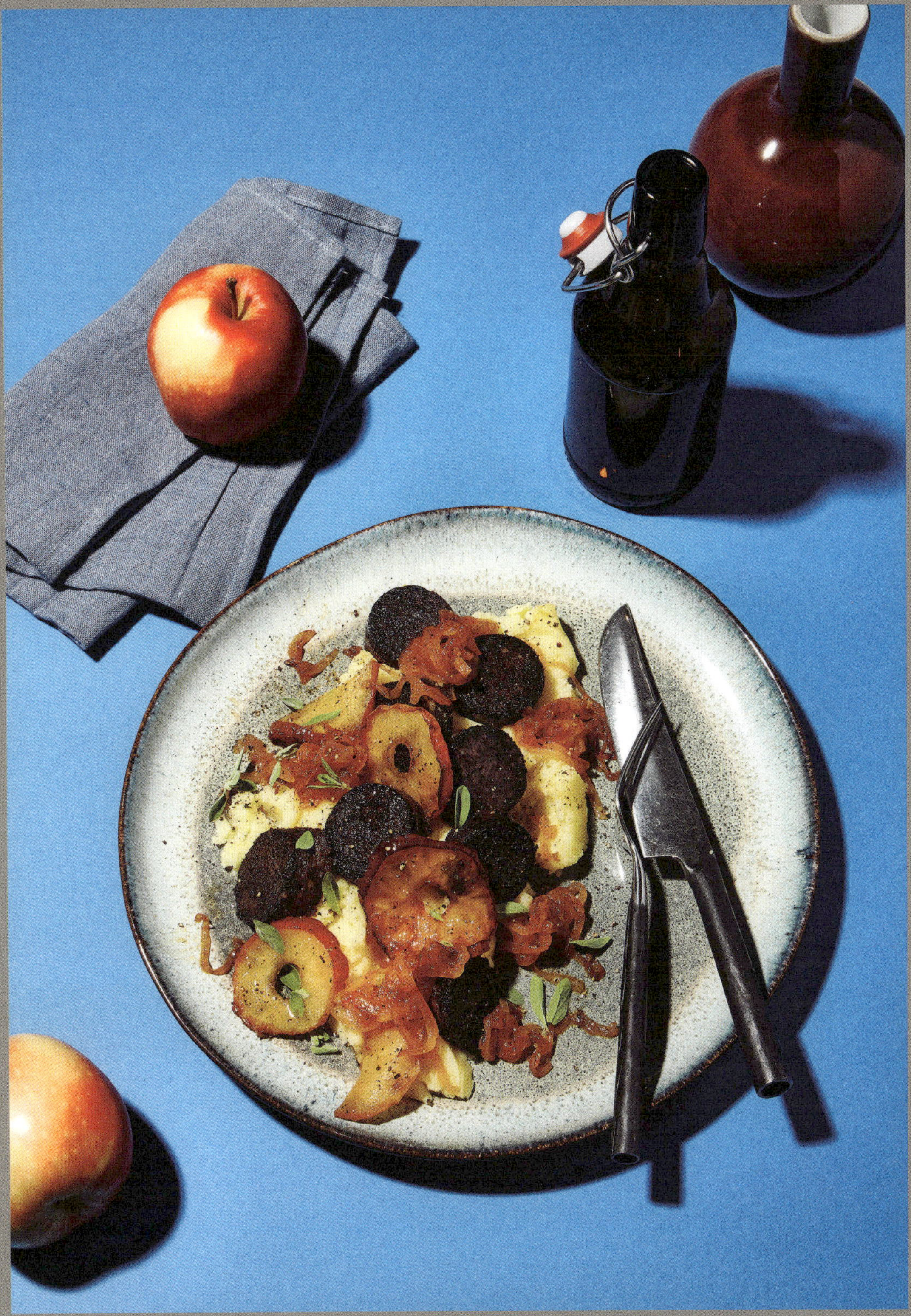

MORI & FRIENDS SPECIAL

Mori kocht mit Henning
Gebratene Blutwurst

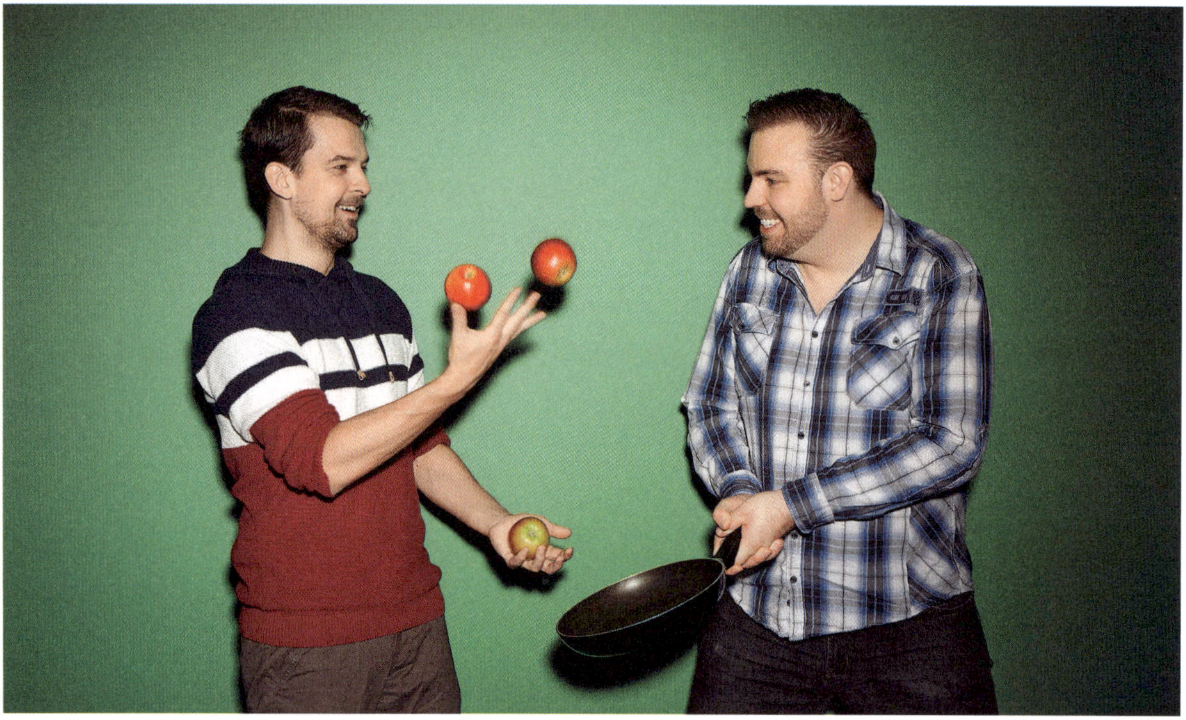

Der Apfel, der dir runterfällt, wird in die Pfanne gehauen. Als Partner bekommt er **deftige Blutwurst**, **gebratene Zwiebeln** und **Kartoffelstampf**. Kein Essen fürs erste Date mit deiner Traumfrau, für Henning und mich aber definitiv ein Stück Kindheit und Heimat.

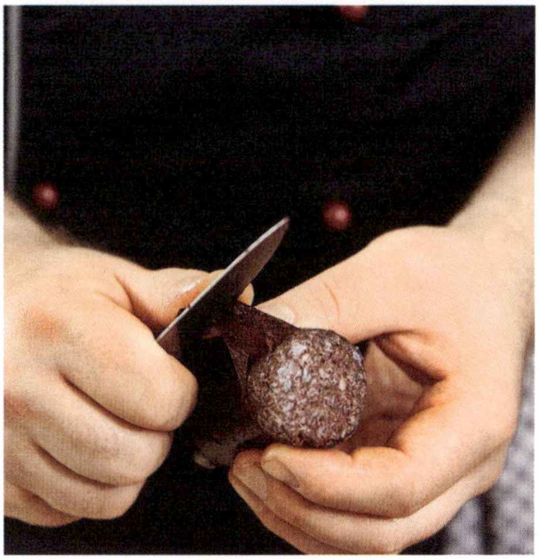

Damit die Blutwurstscheiben schön kross werden, wendest du sie erst mal in Mehl, bevor du sie in Butterschmalz von beiden Seiten anbrätst. Ein Pfannenwender hilft beim Umdrehen.

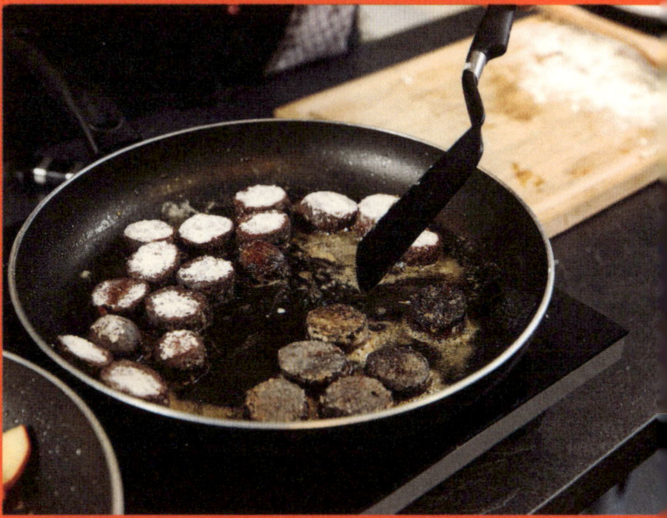

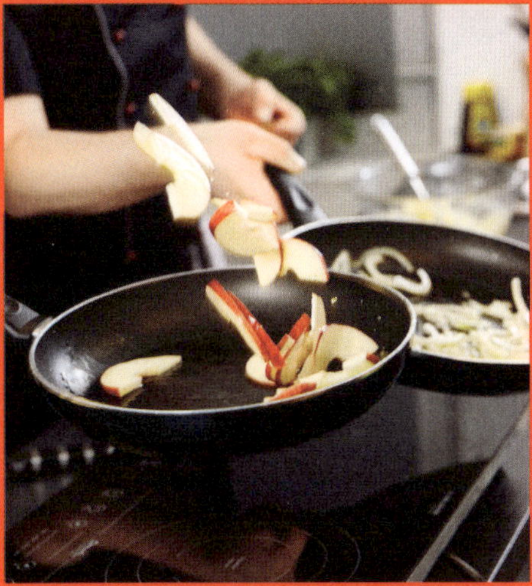

Zum Schluss die Zwiebeln und Äpfel weich dünsten. Wo ist eigentlich das Püree?? Wer hat sich um die Kartoffeln gekümmert?

Farbenfrohe Veggie-Pasta

KÜRBIS-BOLOGNESE

Für 6 Personen
400 g Champignons
1,2 kg Hokkaido-Kürbis
3 Zwiebeln
50 g Kürbiskerne
2 EL Olivenöl
100 ml Weißwein
800 g stückige Tomaten (aus der Dose)
Salz | Zucker
½ TL Cayennepfeffer
1 Bund Petersilie
1 Bio-Zitrone
50 g Parmesan
800 g frische Pappardelle (Kühlregal oder Rezept s. S. 140)

Arbeitszeit: *ca. 45 Min.*
Das steckt pro Portion drin:
ca. 415 kcal, 17 g E, 13 g F, 63 g KH

1 Die Champignons mit einem trockenen Tuch abreiben, von trockenen Schnittstellen am Stiel befreien und klein schneiden. Den Kürbis waschen, halbieren und die Kerne mit einem Löffel herauskratzen. Das Kürbisfruchtfleisch ebenfalls in kleine Stücke schneiden. Zwiebeln schälen und würfeln. Die Kürbiskerne bei mittlerer Hitze in einer Pfanne ohne Fett unter Rühren rösten, bis sie anfangen zu duften, auf einen Teller schütten und abkühlen lassen.

2 Das Öl in einer Pfanne erhitzen und Kürbis, Zwiebeln und Champignons darin bei mittlerer Hitze 4–5 Min. anbraten. Gemüse mit Weißwein ablöschen, die stückigen Tomaten dazugeben und die Kürbis-Bolognese offen bei mittlerer Hitze 12–15 Min. köcheln lassen. Die Sauce mit Salz, Zucker und Cayennepfeffer abschmecken.

3 Während die Sauce kocht, die Petersilie waschen, trocken schütteln, die Blättchen abzupfen und diese hacken. Zitrone heiß waschen, abtrocknen und die Schale abreiben. Den Parmesan reiben. Parmesan, Petersilie und die Zitronenschale in eine Schüssel geben und vermengen.

4 Die frischen Nudeln in reichlich kochendem Salzwasser nach Packungsanweisung bissfest garen, abgießen und abtropfen lassen, dabei etwas Nudelkochwasser auffangen.

5 Sobald der Kürbis in der Sauce weich ist, die Nudeln mit ca. 4–5 EL Nudelkochwasser zur Bolognese geben und vermengen. Pasta mit Salz und Cayennepfeffer abschmecken, auf sechs Tellern anrichten, mit der Parmesan-Petersilien-Zitronen-Mischung bestreuen und servieren.

Scharf mag ich nur meine Freundin!
Falls ihr es weniger scharf mögt, nehmt statt Cayennepfeffer normalen Pfeffer.

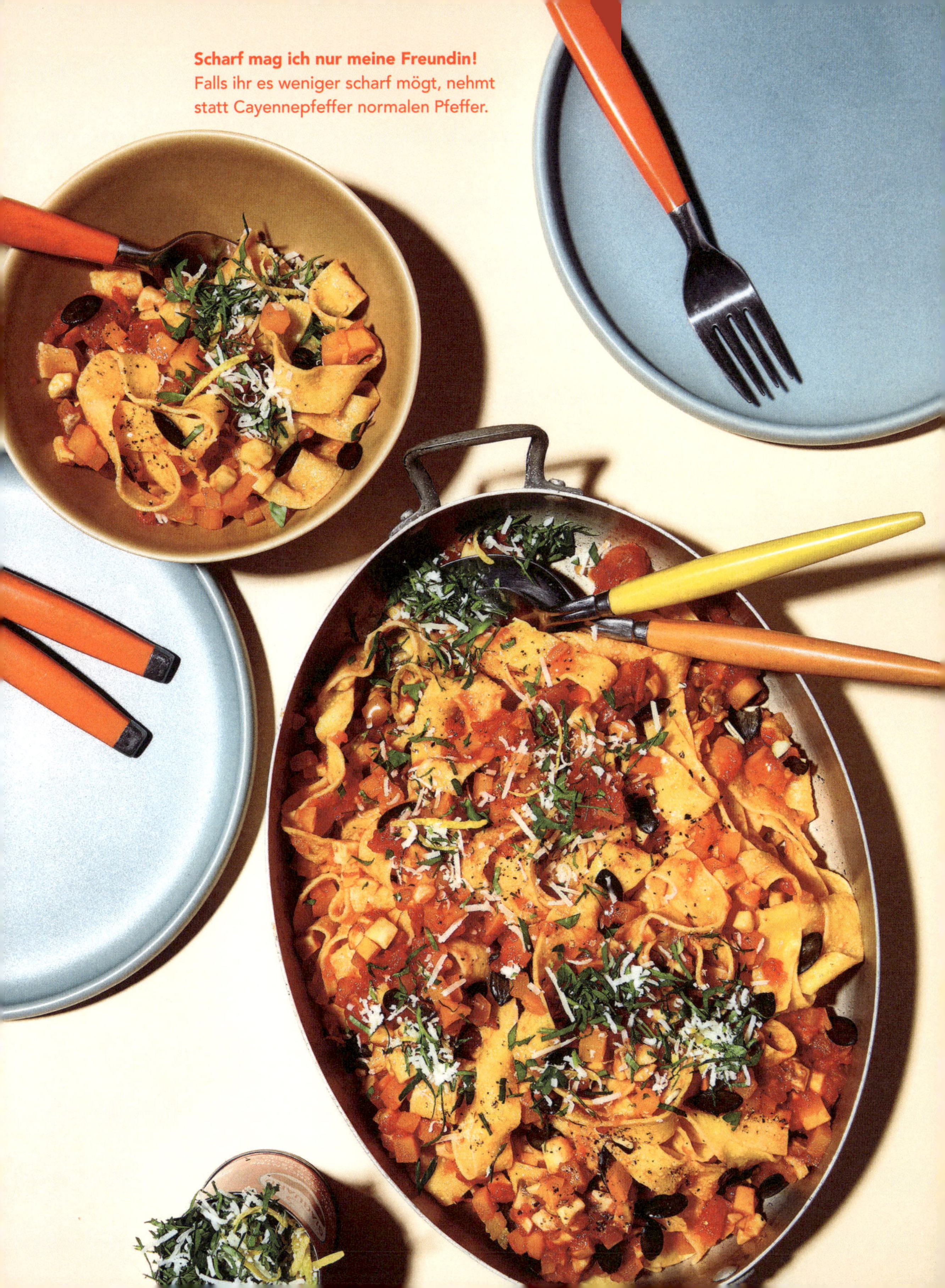

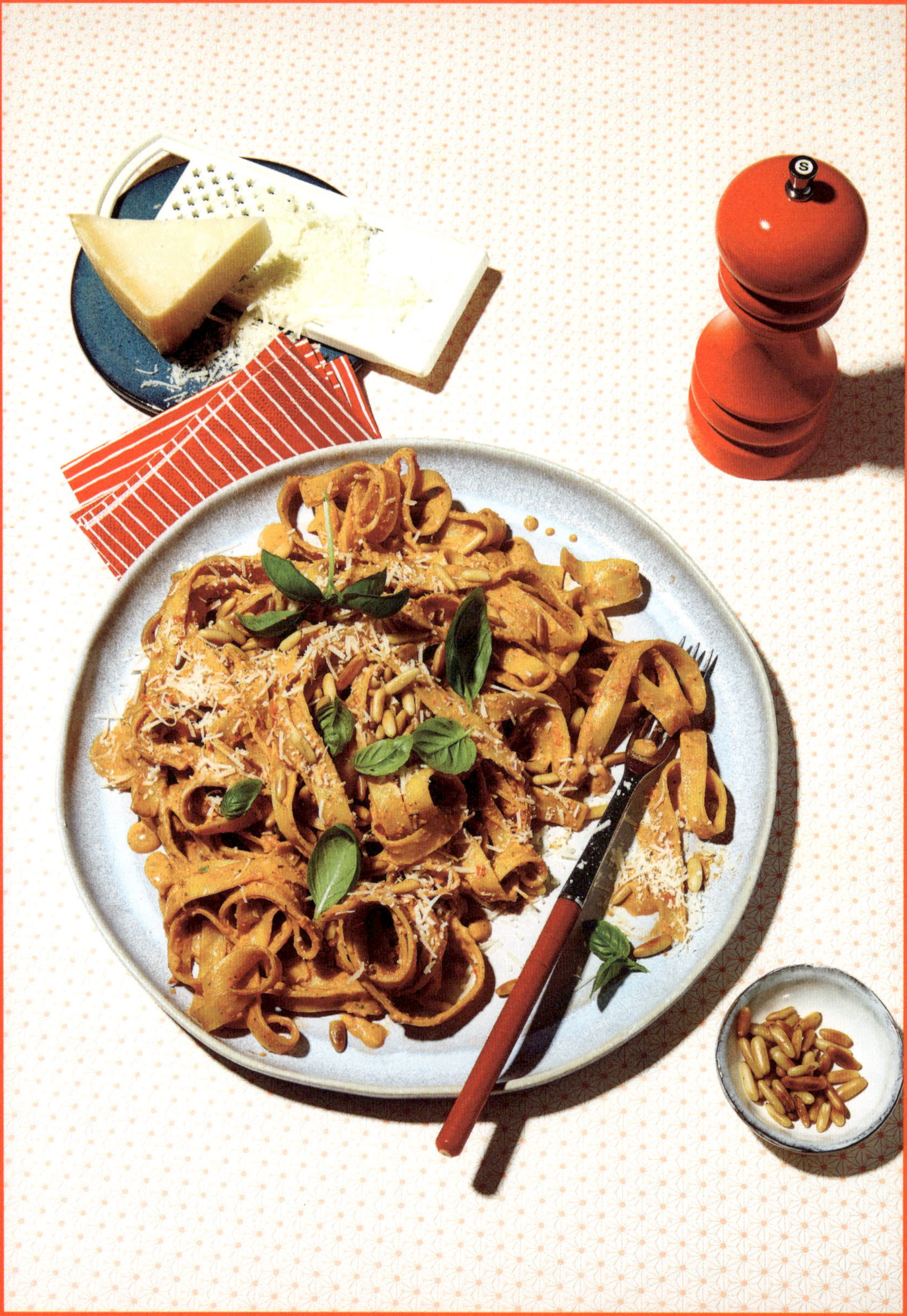

Ruckzuck auf dem Tisch

NUDELN MIT PESTO CALABRESE

Für 4 Personen
500 g Tagliatelle (Rezept für selbst gemachte Pasta s. S. 140)
Salz
½ Knoblauchzehe
1 große rote Paprika (ca. 170 g)
½ frische rote Chilischote
10 g Pinienkerne
40 g Parmesan
½ Topf Basilikum
125 g Ricotta
3 EL Tomatenmark
75 ml Olivenöl
Zucker
1 TL getrockneter Oregano

Arbeitszeit: *ca. 30 Min.*
Das steckt pro Portion drin:
ca. 735 kcal, 21 g E, 30 g F, 92 g KH

1 Die Tagliatelle in reichlich kochendem Salzwasser nach Packungsanweisung bissfest kochen.

2 Inzwischen für das Pesto den Knoblauch schälen und klein schneiden. Paprika und Chili waschen, halbieren, von Kernen und weißen Trennwänden befreien und klein würfeln.

3 Die Pinienkerne in einer Pfanne ohne Fett bei mittlerer Hitze unter Rühren goldbraun rösten und auf einem Teller abkühlen lassen. Den Parmesan reiben. Die Basilikumblätter von den Stängeln zupfen, waschen und trocken tupfen.

4 Paprika, Chili, Knoblauch, Ricotta, Tomatenmark, Parmesan, Basilikum und Olivenöl in einen hohen Rührbecher oder in einen Standmixer geben und mit dem Pürierstab oder im Mixer fein pürieren. Das Pesto mit 1 Prise Zucker, Salz und Oregano abschmecken.

5 Pasta in ein Sieb abgießen und abtropfen lassen, dabei etwas Nudelkochwasser auffangen. Die Tagliatelle zusammen mit 3–5 EL Nudelwasser zurück in den Topf geben, mit dem Pesto mischen und alles nochmal bei kleiner Hitze erwärmen. Die Nudeln auf vier tiefen Tellern anrichten, mit den Pinienkernen bestreuen und servieren.

Mehr Röstaromen
Wenn ihr wollt, könnt ihr die Paprika vor dem Pürieren noch in 1 EL Olivenöl anbraten. Das sorgt für eine angenehme Süße und leckere Röstaromen.

MORI & FRIENDS SPECIAL

Mori kocht mit Maxim

Nudeln mit Pesto Calabrese

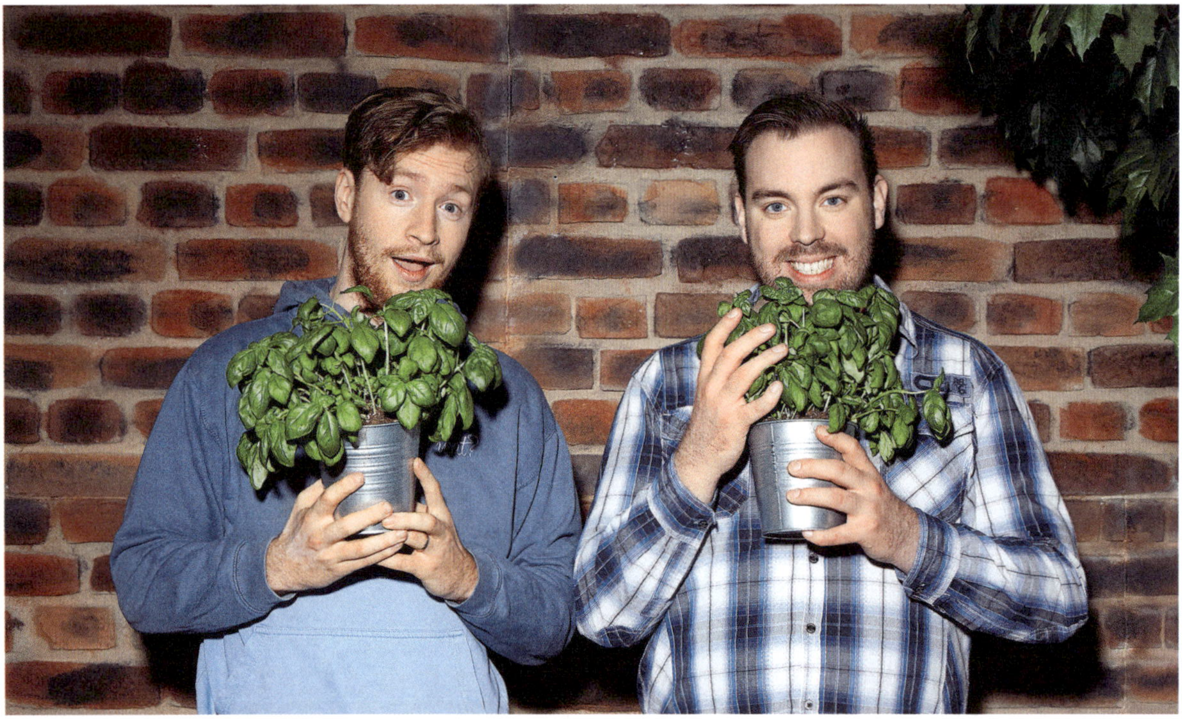

Noch schöner als ein Blumenstrauß ist ein **Topf Basilikum**! Daraus kann man nämlich Pasta mit Pesto Calabrese kochen und die lässt Frauenherzen dahinschmelzen. Doppelte Punktzahl gibt es, wenn ihr die Nudeln selbst macht – das ist gar nicht so schwer.

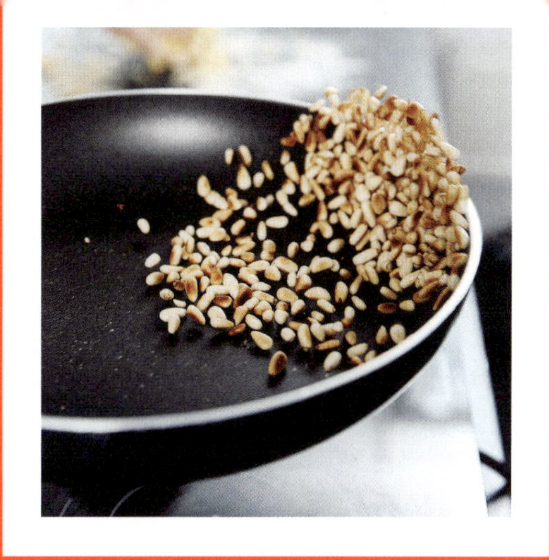

Fingerspitzengefühl ist beim **Rösten der Pinienkerne** gefragt. Sie verbrennen ganz leicht. Darum müsst ihr immer dabeibleiben, die Pfanne darf nicht zu heiß werden und immer schön schwenken.

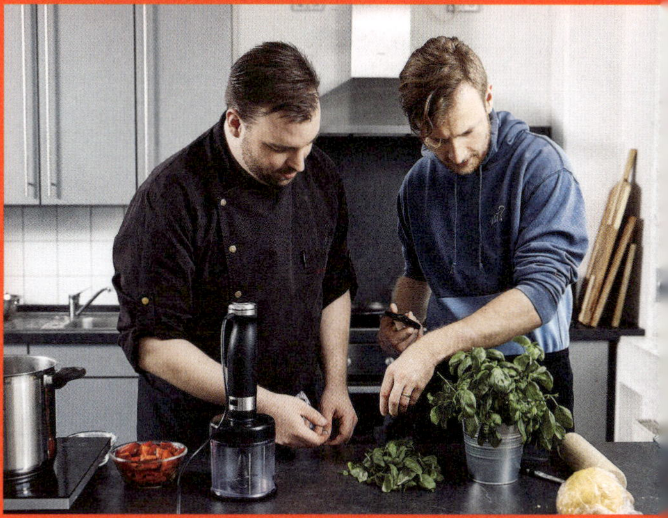

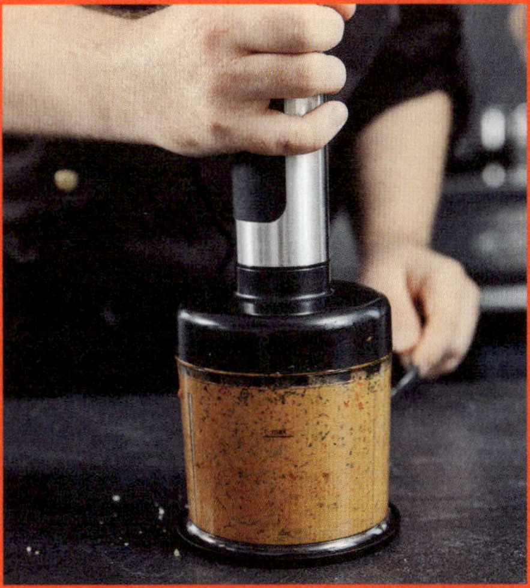

Nach der ganzen Schnippel- und Zupfarbeit wird's entspannt, dann übernimmt der **Mixer** und zaubert das cremige Pesto.

Für die süßen Momente danach

TIRAMISU

Für 10 Personen
1 Bio-Zitrone
6 Eier (M)
150 g Zucker
1 kg Mascarpone
150 ml Amaretto (ersatzweise Marsala; s. Tipp)
300 ml Espresso
400 g Löffelbiskuits
2 EL Kakaopulver
Außerdem:
Auflaufform (ca. 36 × 22 × 6 cm)

Arbeitszeit: *ca. 30 Min.*
Zeit im Kühlschrank: *ca. 1 Std.*
Das steckt pro Portion drin:
ca. 795 kcal, 14 g E, 53 g F, 54 g KH

1 Die Zitrone heiß waschen, abtrocknen und die Schale abreiben. Die Eier trennen. Eiweiße zusammen mit der Hälfte des Zuckers in eine Rührschüssel geben und dann mit den Rührbesen des Handrührgeräts zu steifem Schnee schlagen.

2 Eigelbe und restlichen Zucker in einer Rührschüssel mit den Rührbesen des Handrührgeräts cremig aufschlagen.

3 Mascarpone, 130 ml Amaretto und die Zitronenschale zu der Eigelbmasse geben und unterrühren. Den Eischnee mit dem Teigschaber vorsichtig unterheben.

4 Den Espresso mit dem restlichen Amaretto mischen. Die Auflaufform mit der Hälfte der Löffelbiskuit auslegen und mit der Hälfte der Espresso-Amaretto-Mischung beträufeln.

5 Auf die Löffelbiskuits die Hälfte der Creme geben und verstreichen. Restliche Löffelbiskuits darauf auslegen, mit restlicher Espresso-Amaretto-Mischung beträufeln und die restliche Creme darauf verstreichen. Tiramisu mit Kakaopulver bestreuen und mindestens 1 Std. kalt stellen.

Kein Alkohol!
Ihr wollt lieber auf Alkohol verzichten? Statt Amaretto könnt ihr auch 12 Tropfen Bittermandelöl verwenden.

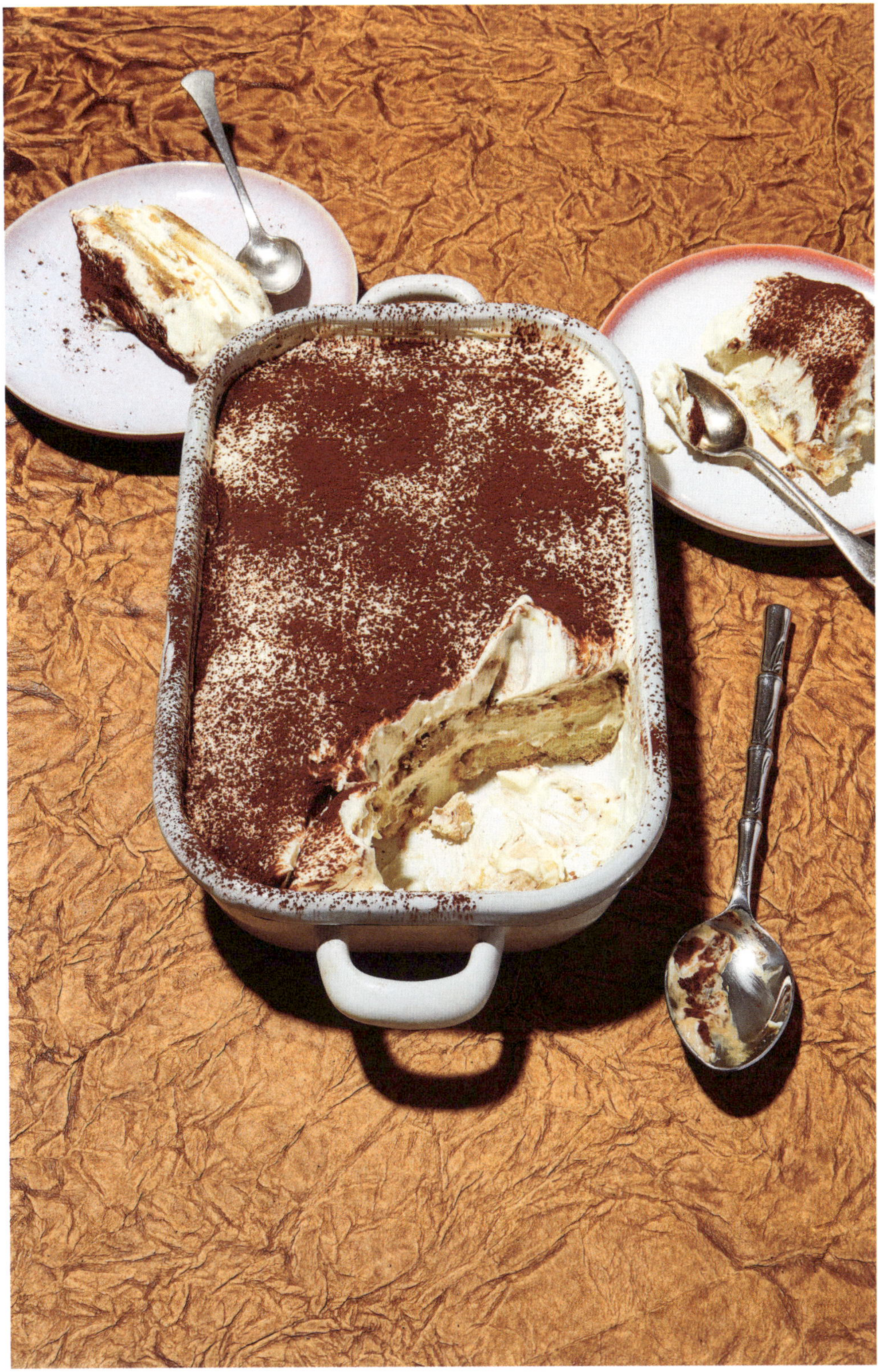

Auf zum Endboss!

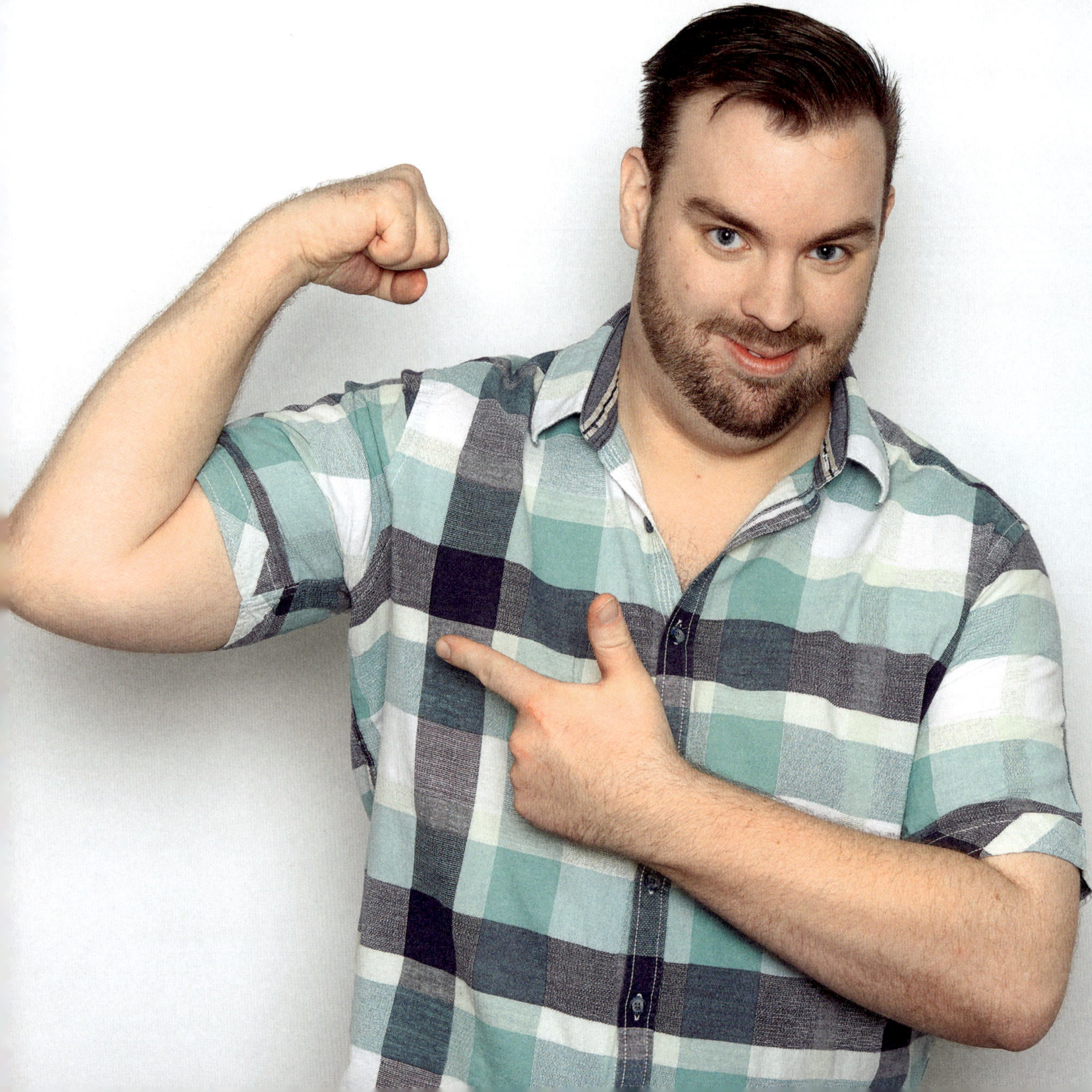

CHAMPION

REZEPTE VON PIZZA WAHNSINN BIS
LAMM-CURRY MIT KOKOSMILCH

Tu mal die Möhrchen!

VEGETARISCHE FRIKADELLEN MIT MÖHRENSALAT

Für 6 Personen
Für den Salat:
700 g Möhren
3 EL Olivenöl
50 ml Aceto balsamico bianco
200 ml Orangensaft
Salz | Pfeffer
2 EL Zucker
200 g Walnusskerne
Für die Frikadellen:
4 EL Öl
200 g Bulgur
500 ml Gemüsebrühe
3 Möhren
1 ½ Zwiebeln
1 Bund Petersilie
200 g Käse (z. B. Bergkäse)
3 Eier (M)
2 EL Ketchup
3 TL milder Senf
100 g Semmelbrösel
Salz | Pfeffer

Arbeitszeit: *ca. 45 Min.*
Das steckt pro Portion drin:
ca. 775 kcal, 26 g E, 48 g F, 57 g KH

1 Für den Salat die Möhren putzen, schälen, raspeln und in eine Schüssel geben. Öl, Essig, Orangensaft, Salz, Pfeffer und 1 EL Zucker dazugeben und unterheben. Den Salat nochmals mit Salz, Pfeffer und Zucker abschmecken.

2 Die Walnüsse in einer Pfanne ohne Fett bei mittlerer Hitze unter Rühren goldbraun rösten und zum Schluss auf den Salat streuen. Den Salat bis zum Servieren durchziehen lassen.

3 Für die Frikadellen 1 EL Öl in einem Topf erhitzen und den Bulgur darin anschwitzen. Die Brühe angießen und aufkochen lassen, die Herdplatte ausschalten und den Bulgur zugedeckt nach Packungsanweisung gar ziehen lassen. Anschließend den Bulgur offen etwas abkühlen lassen.

4 Inzwischen die Möhren putzen, schälen und fein raspeln. Zwiebeln schälen und in kleine Würfel schneiden. Petersilie waschen, trocken schütteln, die Blätter abzupfen und diese fein hacken. Den Käse grob reiben.

5 Möhren, Zwiebelwürfel und Bulgur in eine große Schüssel geben. Eier, Ketchup, Senf, Semmelbrösel, Käse, Petersilie, Salz und Pfeffer dazugeben und die Zutaten in der Schüssel verkneten. Sollte die Masse zu feucht sein, noch etwas mehr Semmelbrösel dazugeben. Dann mit angefeuchteten Händen kleine Frikadellen aus der Bulgurmasse formen.

6 Restliches Öl in einer Pfanne erhitzen und die Frikadellen darin portionsweise bei mittlerer Hitze 6–8 Min. von beiden Seiten braten. Fertige Frikadellen warm stellen. Frikadellen und Salat auf sechs Tellern anrichten und servieren.

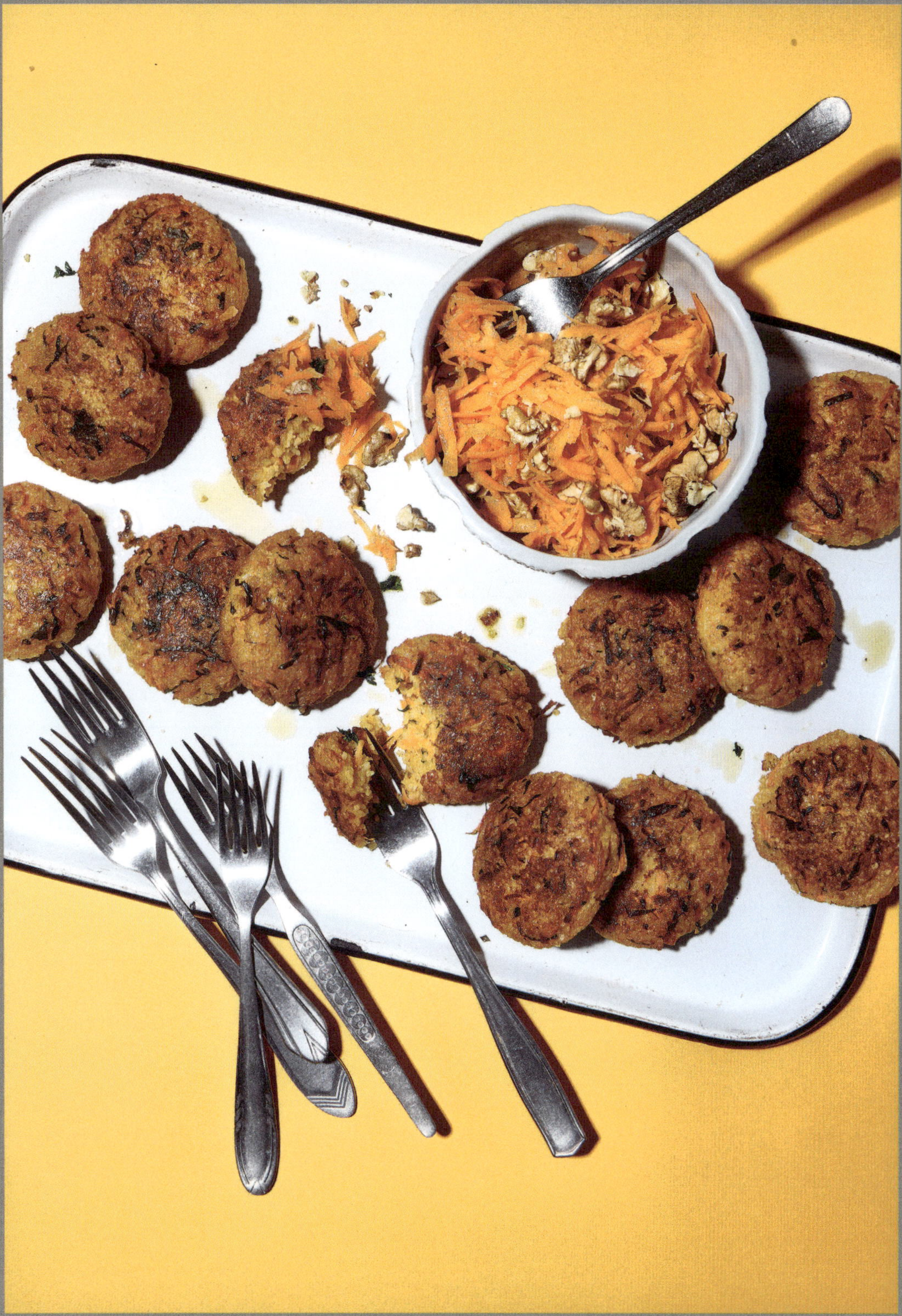

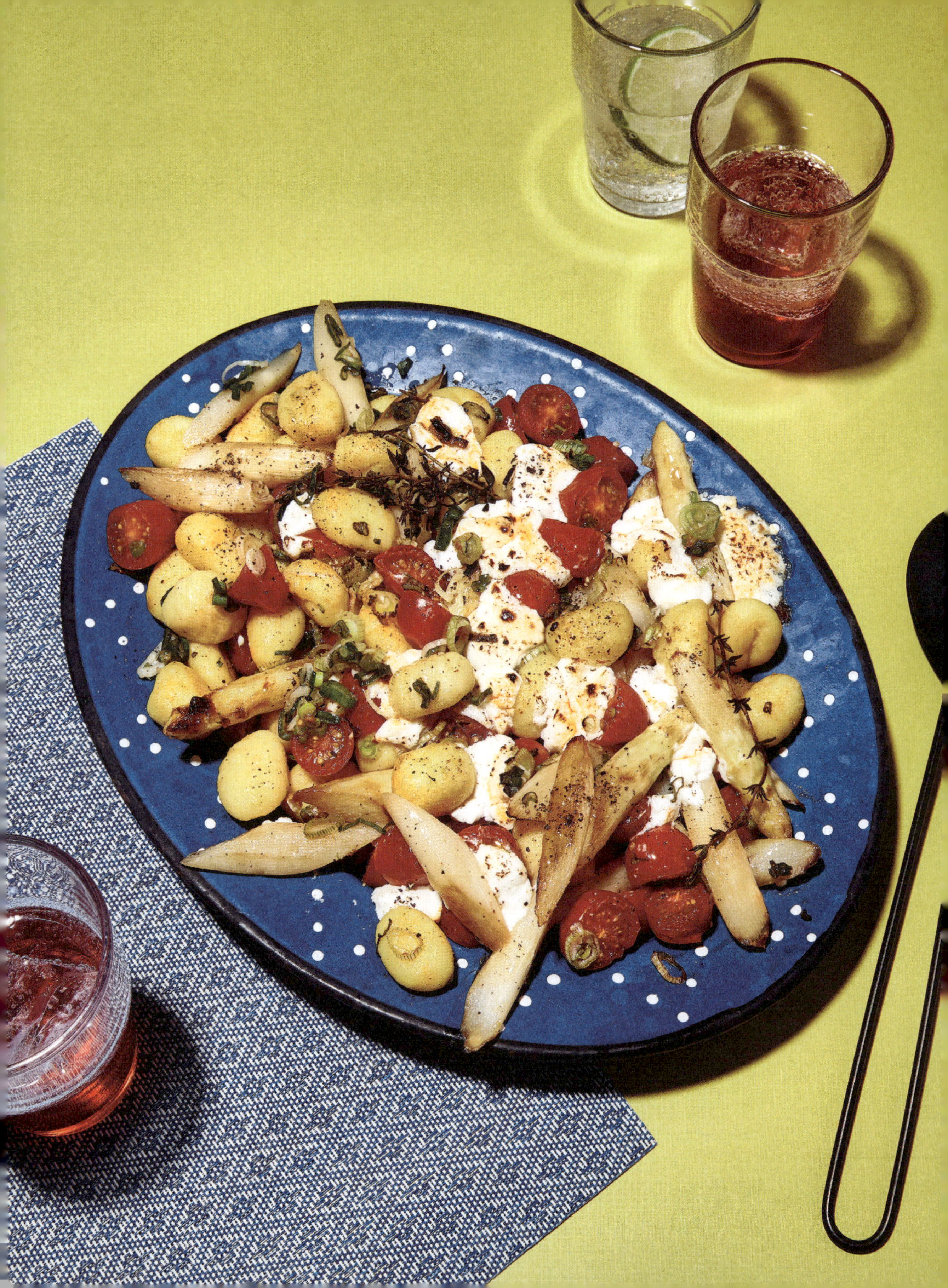

Hallo Frühling!

SPARGELPFANNE MIT ZIEGENFRISCHKÄSE UND HONIG

Für 2 Personen
500 g weißer Spargel
250 g Kirschtomaten
½ Bund Frühlingszwiebeln
1 Handvoll Thymian
25 g Pinienkerne
3 EL Öl
400 g Gnocchi (Kühlregal)
Salz | Pfeffer
150 g Ziegenfrischkäse
2 EL Honig

Arbeitszeit: *ca. 30 Min.*
Zeit im Backofen: *ca. 4 Min.*
Das steckt pro Portion drin:
ca. 890 kcal, 28 g E, 40 g F, 101 g KH

1 Den Spargel schälen, die holzigen Enden entfernen und die Stangen in kleine, mundgerechte Stücke schneiden. Die Tomaten waschen und halbieren. Frühlingszwiebeln putzen, waschen und in feine Ringe schneiden. Thymian waschen, trocken schütteln und die Blätter von den Zweigen streifen.

2 Die Pinienkerne in einer Pfanne ohne Fett bei mittlerer Hitze unter ständigem Rühren goldbraun rösten, dann zum Auskühlen auf einen Teller schütten.

3 Den Backofen auf 180° vorheizen. Das Öl in einer Pfanne erhitzen und Gnocchi und Spargel darin anbraten, bis die Gnocchi goldbraun sind. Die Tomatenhälften und die Frühlingszwiebelringe dazugeben und den Pfanneninhalt kurz durchschwenken. Thymian dazugeben und die Gnocchi-Spargel-Pfanne mit Salz und Pfeffer abschmecken.

4 Die Spargelpfanne auf zwei Tellern anrichten, den Ziegenfrischkäse jeweils als dicken Klecks daraufsetzen und diesen mit jeweils 1 EL Honig beträufeln. Die Teller auf der obersten Schiene auf den Backofenrost in den heißen Backofen stellen und die Spargelpfanne 3–4 Min. überbacken, dann mit den Pinienkernen bestreuen und servieren.

Clevere Resteverwertung
Werft die Schalen und Abschnitte vom Spargel nicht gleich in den Bio-Müll. Gebt sie zusammen mit 2 l Wasser in einen großen Topf, kocht sie aus und verwendet die entstandene Brühe als Basis für eine feine Spargelcremesuppe.

Macht satt und glücklich

INDISCHES LINSEN-DAL

Für 3 (sehr hungrige) Personen
60 g ungesalzene Erdnusskerne
2 Knoblauchzehen
10 Stängel Koriandergrün
1 Stück Ingwer (ca. 4 cm lang)
2 EL Pistazienöl (ersatzweise Erdnussöl)
250 g rote Linsen
4 EL Tomatenmark
1 ½ EL Garam Masala (indische Gewürzmischung)
1 TL gemahlener Kreuzkümmel
1 ½ EL scharfes Currypulver (z. B. Hamburger-Hafencurry)
600 ml Gemüsebrühe
1 EL Zitronensaft
Salz | Pfeffer

***Arbeitszeit:** ca. 20 Min.*
Das steckt pro Portion drin:
ca. 525 kcal, 30 g E, 18 g F, 56 g KH

1 Die Erdnüsse in einer Pfanne ohne Fett bei mittlerer Hitze unter ständigem Rühren rösten, bis sie anfangen zu duften, dann zum Auskühlen auf einen Teller schütten.

2 Den Knoblauch schälen und klein hacken. Das Koriandergrün waschen, trocken schütteln, die Blättchen abzupfen und diese fein hacken. Den Ingwer schälen und klein würfeln.

3 Das Pistazienöl in einer Pfanne erhitzen und Ingwer und Knoblauch darin kurz anbraten. Die roten Linsen, Tomatenmark, Garam Masala, Kreuzkümmel und Currypulver dazugeben und ca. 1 Min. unter Rühren mitbraten.

4 Brühe und den Zitronensaft angießen und das Dal offen bei mittlerer Hitze ca. 10 Min. unter gelegentlichem Rühren kochen, bis die Linsen bissfest sind. Dal mit Salz und Pfeffer abschmecken, auf drei tiefe Teller verteilen, mit Erdnüssen und Koriander bestreuen und servieren.

Kalt + warm = lecker!
Den Extra-Kick bekommt ihr, wenn ihr beim Servieren noch jeweils einen Klecks Joghurt aufs Dal gebt.

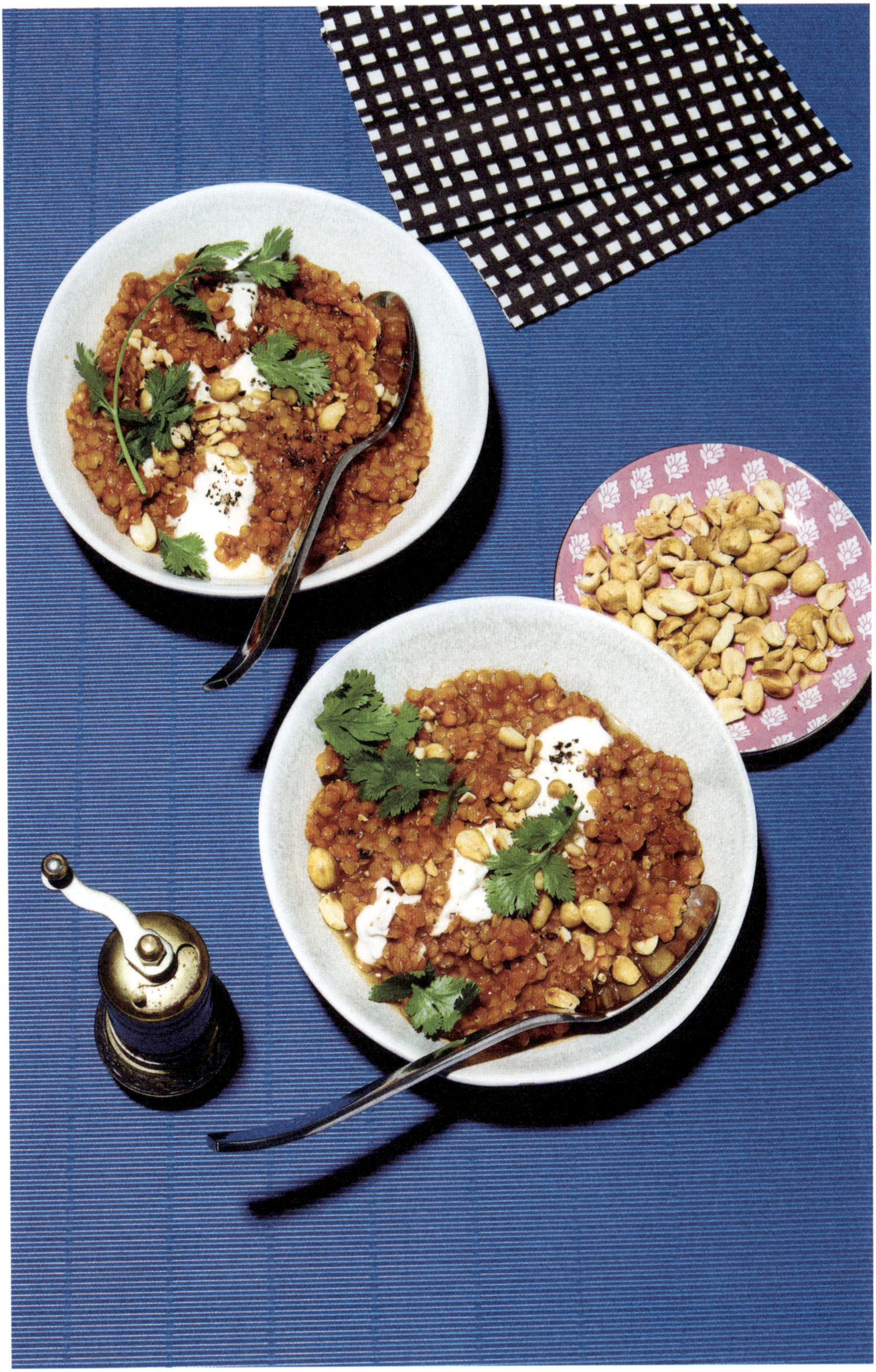

Teig-Origami vom Feinsten

SAMOSAS

Für 4 Personen
Für den Teig:
250 g Mehl (Type 405)
2 EL Öl
Salz
Für die Füllung:
1 Zwiebel
1 Knoblauchzehe
1 EL Öl
250 g Hackfleisch
50 g Tomatenmark
Salz | Pfeffer
Außerdem:
Mehl zum Arbeiten
1 Eigelb
2 l Öl zum Frittieren

Arbeitszeit: *ca. 1 Std.*
Das steckt pro Portion drin:
ca. 715 kcal, 21 g E, 47 g F, 50 g KH

1 Für den Teig Mehl, 100 ml Wasser, das Öl sowie 1 TL Salz in eine Schüssel geben und zuerst mit den Knethaken des Handrührgeräts, dann mit den Händen verkneten, bis der Teig nicht mehr klebt, dabei eventuell noch ein bisschen Mehl dazugeben. Den Teig zugedeckt an einem warmen Ort ruhen lassen, bis er weiterverarbeitet wird.

2 Inzwischen für die Füllung die Zwiebel und den Knoblauch schälen und in kleine Würfel schneiden. Das Öl in einer Pfanne erhitzen und Zwiebel und Knoblauch darin kurz andünsten. Hackfleisch und Tomatenmark dazugeben und 4–5 Min. anbraten, dann mit Salz und Pfeffer abschmecken.

3 Den Teig auf leicht bemehlter Arbeitsfläche ca. 1 mm dünn ausrollen und die Teigplatte in ca. 6 cm breite Streifen schneiden. 1 TL Füllung auf das obere Ende eines Teigstreifens geben. Eine der oberen Ecken des Teiges nehmen und schräg über die Füllung klappen, sodass ein Dreieck entsteht. Die obere Ecke des Dreiecks nehmen und das gesamte Dreieck nach unten klappen. Dann die obere Spitze des Dreiecks nehmen und das Dreieck diagonal nach unten schlagen. Den überschüssigen Teig an der unteren Kante des Dreiecks abschneiden, dieser kann später erneut ausgerollt und wie beschrieben gefüllt werden. Das Eigelb verquirlen, die offenen Seiten des Dreiecks damit bestreichen und zukleben.

4 Das Öl im Topf stark erhitzen, es darf aber nicht rauchen. Wenn an einem ins Öl gehaltenen Holzkochlöffelstiel Bläschen aufsteigen, ist es heiß genug. Die Teigtaschen portionsweise im heißen Öl in je ca. 3 Min. von allen Seiten goldbraun frittieren, dann mit einem Schaumlöffel herausheben, auf Küchenpapier entfetten und sofort servieren.

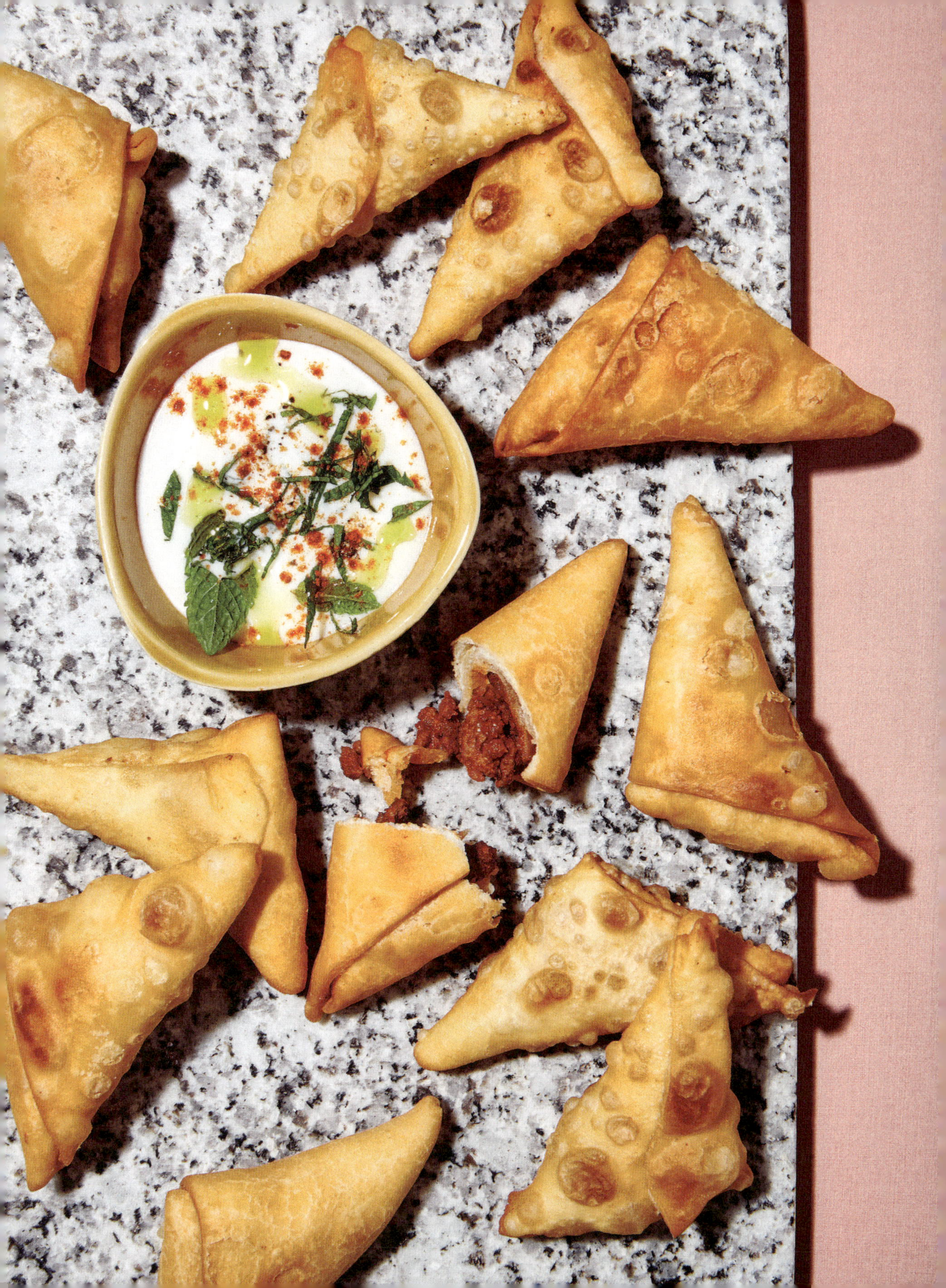

MORI & FRIENDS SPECIAL

Mori kocht mit Johnny
Samosas

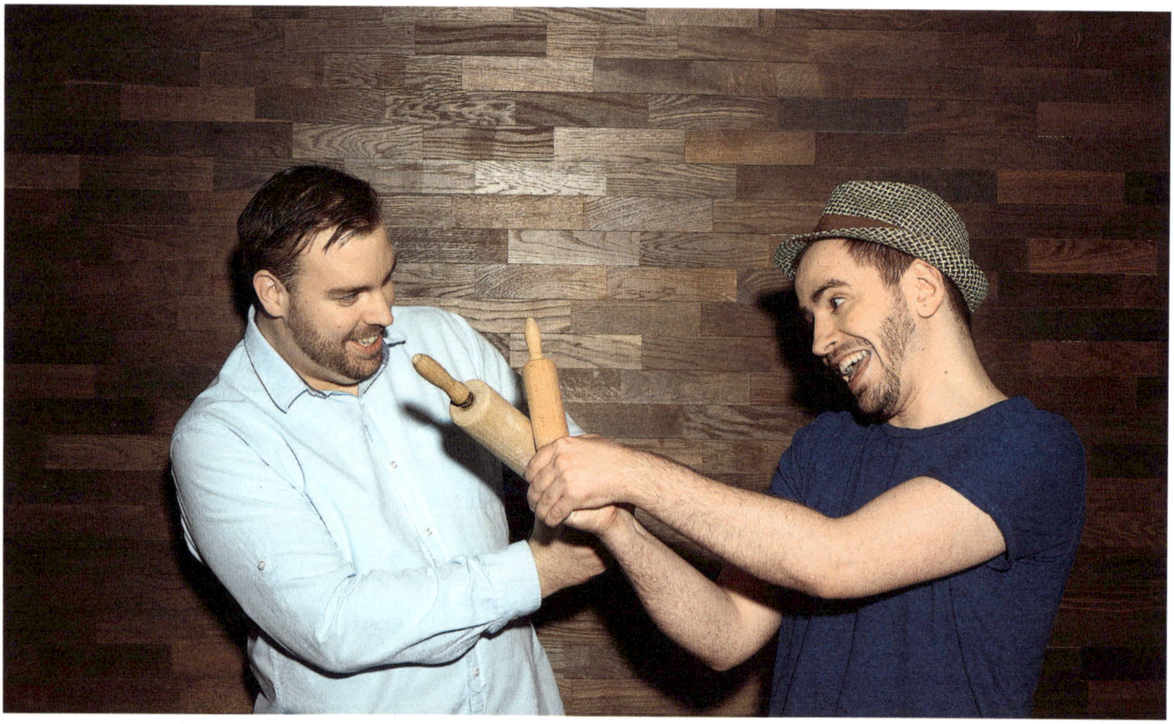

An die Nudelhölzer, fertig, los! Perfekt ist der Teig für Samosas, wenn er hauchdünn ist. Darum solltet ihr ihm nach dem Kneten Zeit geben sich zu **entspannen**. Apropos Kneten: Das solltet ihr so lange tun, bis der Teig nicht mehr an den Händen klebt.

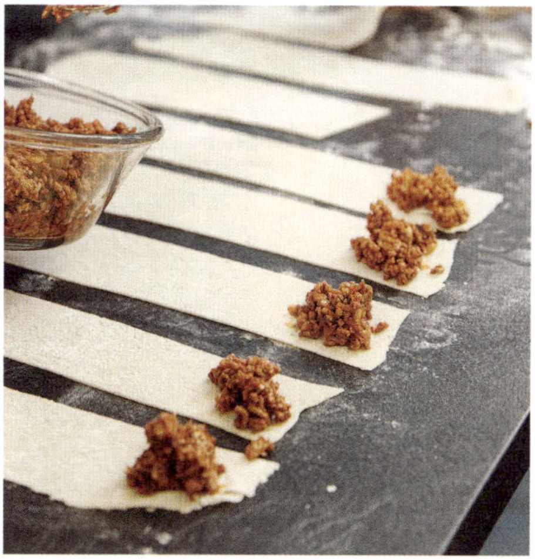

Den Teig schneidet ihr in breite Streifen und beginnt dann an den oberen Enden. Dort platziert ihr 1 TL Füllung und faltet dann in drei Schritten ein **Dreieck**. Rest vom Teigstreifen abschneiden.

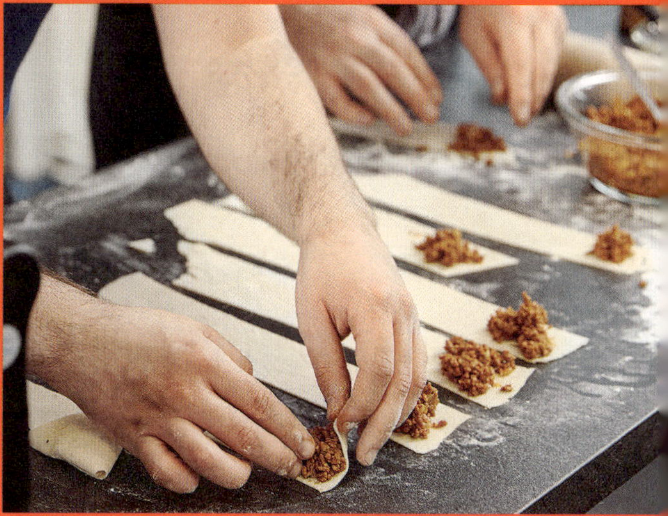

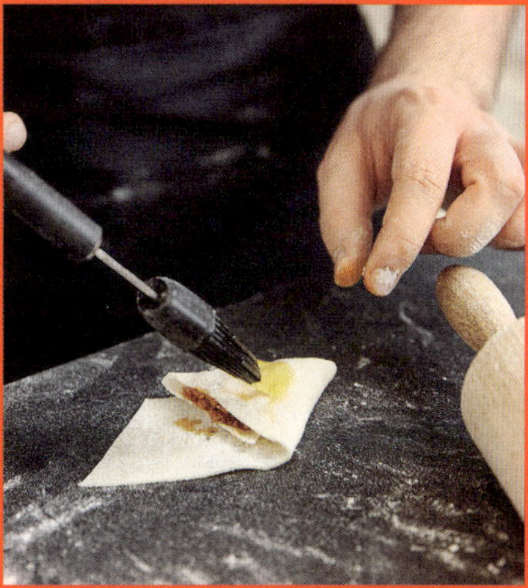

Damit die Taschen beim Frittieren nicht aufgehen, bestreicht ihr die Teigränder mit **verquirltem Ei** – dem Superkleber.

Krosses Ringel-Ringel-Reihen

ONION RINGS MIT CURRY-DIP

Für 4 Personen
Für den Dip:
1 Knoblauchzehe
1 zimmerwarmes Eigelb (M)
1 EL Zitronensaft
2 TL milder Senf
2 EL Currypulver
1 TL edelsüßes Paprikapulver
½ TL Chilipulver (nach Belieben)
120 ml Rapsöl
2 TL Ananaskonfitüre (ersatzweise Aprikosenkonfitüre)
Salz | Pfeffer
Für die Onion Rings:
400 ml Bier
200 g + 5 EL Mehl (Type 405)
Salz | Pfeffer
1 TL edelsüßes Paprikapulver
2 TL Chilipulver (nach Belieben)
1 Gemüsezwiebel
Außerdem:
2 l Öl zum Frittieren

Arbeitszeit: *ca. 30 Min.*
Das steckt pro Portion drin:
ca. 795 kcal, 9 g E, 58 g F, 50 g KH

1 Für den Curry-Dip den Knoblauch schälen und durch die Knoblauchpresse drücken. Eigelb, Zitronensaft, 1 TL Senf, Knoblauch, Curry-, Paprika- und nach Belieben Chilipulver in einen hohen Rührbecher geben. Die Zutaten im Becher mit dem Pürierstab gründlich vermixen, dann zuerst tröpfchenweise und anschließend in dünnem Strahl das Rapsöl dazulaufen lassen. Dabei immer weitermixen und den Pürierstab ständig von unten nach oben durch die Mischung ziehen, bis eine glänzende und standfeste Mayonnaise entstanden ist. Die Konfitüre unterrühren und den Dip salzen und pfeffern.

2 Für die Onion Rings Bier und 200 g Mehl in eine Schüssel geben und zu einem dickflüssigen Teig verrühren. Diesen mit Salz, Pfeffer, Paprika- und eventuell Chilipulver würzen.

3 In einem weiten Topf das Öl zum Frittieren stark erhitzen. Wenn an einem ins Öl gehaltenen Holzkochlöffelstiel Bläschen aufsteigen, ist es heiß genug. Gemüsezwiebel schälen und in ca. 0,5–1 cm dicke Ringe schneiden. Die Ringe zunächst im restlichen Mehl und dann im Bierteig wenden.

4 Die Ringe portionsweise im heißen Öl in je 2–3 Min. goldbraun frittieren, mit einem Schaumlöffel auf Küchenpapier heben, entfetten und warm stellen, bis alle Onion Rings fertig sind. Die knusprigen Zwiebelringe mit dem Dip servieren.

Alles wird besser mit Bier!
Außer Zwiebelringen lässt sich in dem Bierteig auch vieles andere ausbacken – klassischerweise Fisch, aber auch Gemüse oder Obst passen hervorragend.

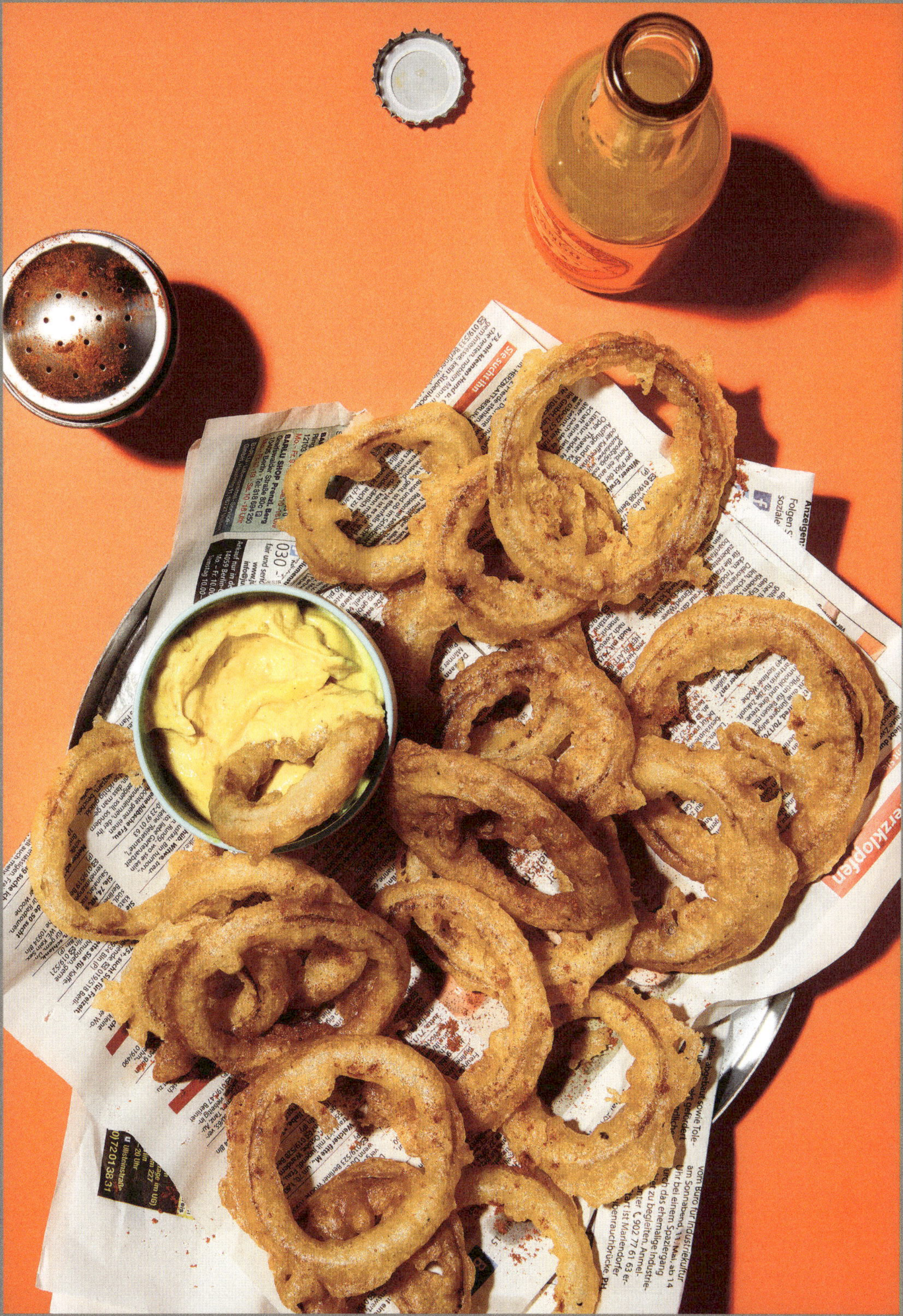

Zum Buddies-Beeindrucken!

VEGANER DÖNER

Für 4 Personen
250 g Seitanbasis (gut sortierter Supermarkt)
6 EL Dönergewürz
3 l Gemüsebrühe
100 g Eisbergsalat
100 g Rotkohl
2 Tomaten
¼ Salatgurke
1 Zwiebel
1 veganes Fladenbrot
2 TL scharfer Ajvar (Paprikapaste)
400 g Sojajoghurt
4 Stängel Oregano
Salz | Pfeffer
1 TL Zucker
½ TL edelsüßes Paprikapulver
½ TL gemahlener Kreuzkümmel
1 Stängel Basilikum
2 Stängel Petersilie
1 Knoblauchzehe
1 EL Zitronensaft
3 EL Olivenöl

Arbeitszeit: *ca. 1 Std.*
Das steckt pro Portion drin:
ca. 715 kcal, 63 g E, 16 g F, 73 g KH

1 Die Seitanbasis und 4 EL Dönergewürz in eine Schüssel geben, vermengen, 275 ml Wasser dazugeben und alles mit den Händen zu einer Kugel formen. Gemüsebrühe und restliches Dönergewürz in einen Topf geben, aufkochen und die Seitankugel darin offen bei mittlerer Hitze ca. 20 Min. kochen.

2 Inzwischen den Eisbergsalat und den Rotkohl waschen, trocken schleudern und die Blätter in dünne, kurze Streifen schneiden. Tomaten waschen, von den Stielansätzen befreien und klein würfeln. Gurke putzen, waschen und ebenfalls in kleine Würfel schneiden. Die Zwiebel schälen und in dünne Halbringe schneiden. Das Fladenbrot vierteln.

3 Für die scharfe Sauce Ajvar und 200 g Sojajoghurt in einer Schüssel vermengen. 3 Stängel Oregano waschen, trocken schütteln, die Blättchen abzupfen, fein hacken und unter den Joghurt-Dip mischen. Diesen mit Salz, Pfeffer, ½ TL Zucker, Paprikapulver und Kreuzkümmel abschmecken.

4 Für die Knoblauchsauce restlichen Oregano, Basilikum und Petersilie waschen, trocken schütteln, die Blättchen abzupfen und diese hacken. Knoblauch schälen und durch die Knoblauchpresse drücken. Restlichen Sojajoghurt, Kräuter, Knoblauch, restlichen Zucker, Salz, Pfeffer und den Zitronensaft in einer Schüssel verrühren.

5 Seitan aus dem Topf heben und möglichst dünn aufschneiden. Das Öl in einer Pfanne erhitzen und die Seitanscheiben darin 2–3 Min. braten, salzen und pfeffern. Fladenbrote toasten, aufschneiden und die Schnittflächen mit der gewünschten Sauce bestreichen. Seitan, Tomaten, Rotkohl, Salat, Gurke und Zwiebelringe einschichten und reinbeißen.

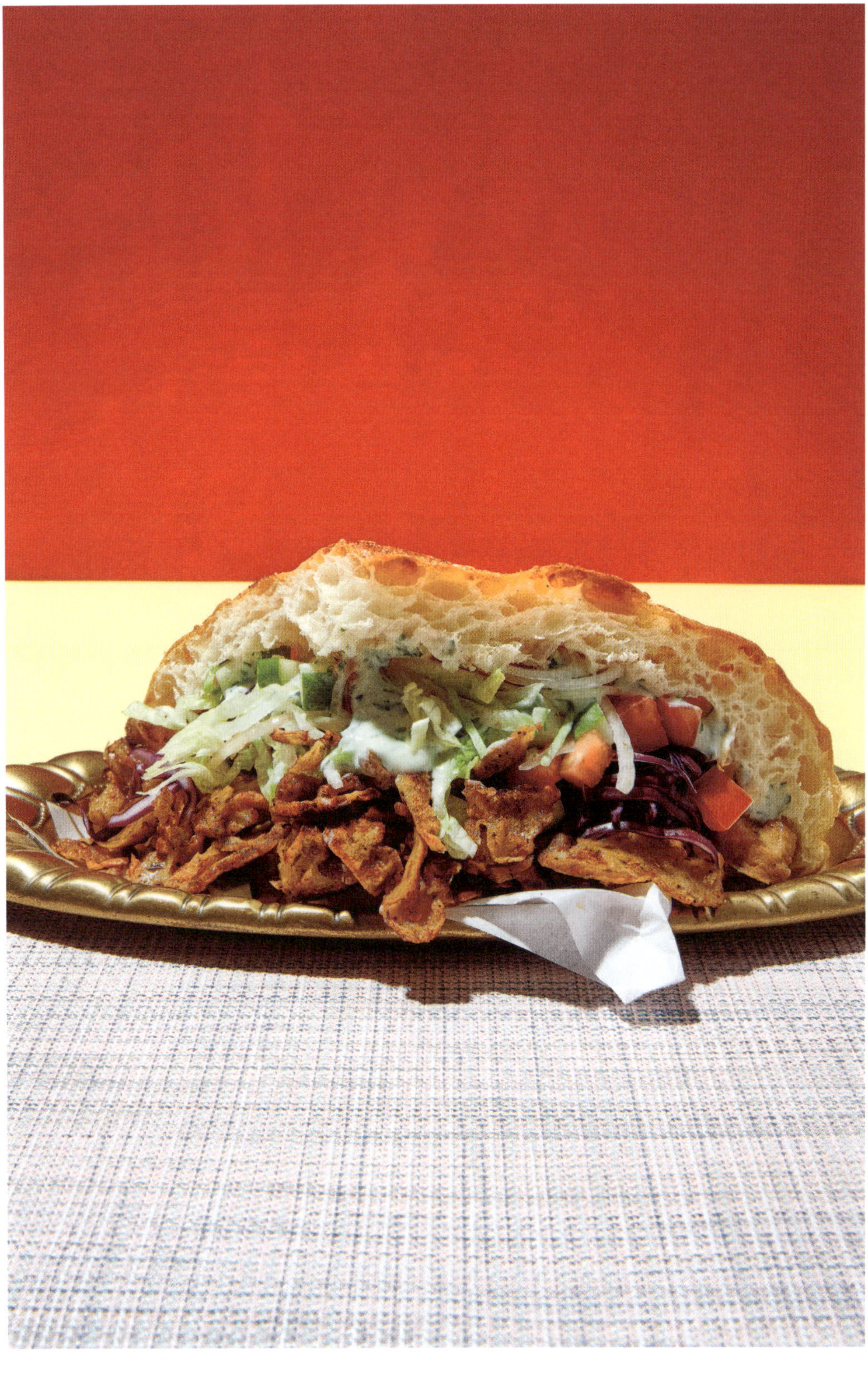

Fantastico!

PIZZA WAHNSINN

Für 5 (sehr hungrige) Personen
Für den Teig:
1 Würfel frische Hefe (42 g)
1 EL Zucker
500 g Mehl (Type 00)
Salz
2 EL Olivenöl
Für die Sauce:
2 Knoblauchzehen
4 Stängel Oregano
1 Bund Basilikum
1 EL Olivenöl
3 EL Zucker
200 ml Rotwein
600 g stückige Tomaten (aus der Dose)
Salz | Pfeffer
Für den Belag:
500 g Büffelmozzarella
50 g Parmesan
2 EL Olivenöl
Salz | Pfeffer
Außerdem:
Mehl zum Arbeiten

Arbeitszeit: *ca. 1 Std.*
Zeit für die Teigruhe: *mind. 2 Std.*
Das steckt pro Portion drin:
ca. 740 kcal, 24 g E, 26 g F, 92 g KH

1 Für den Teig Hefe und Zucker in einen Becher geben. 250 ml warmes Wasser dazugeben und beides darin auflösen. Mehl, 2 TL Salz, Olivenöl und Hefewasser in eine große Schüssel geben und mit den Händen kneten, bis der Teig nicht mehr klebt. Teig in fünf Portionen teilen und diese mit einem feuchten Tuch abgedeckt mindestens 2 Std. ruhen lassen. Etwa 1 Std. vor Ende der Teigruhe den Pizzastein oder ein Backblech auf der 2. Schiene von unten in den Backofen schieben. Diesen auf höchste Temperatur vorheizen.

2 Für die Sauce Knoblauch schälen und klein schneiden. Die Kräuter waschen, trocken schütteln, die Blätter abzupfen und diese hacken. Das Öl in einem Topf erhitzen und den Knoblauch darin anschwitzen. Den Zucker hinzugeben, karamellisieren lassen, mit Rotwein ablöschen, den Karamell loskochen und den Rotwein auf etwa die Hälfte reduzieren. Die Tomaten dazugeben und die Sauce offen bei mittlerer Hitze ca. 8 Min. kochen lassen. Die Kräuter dazugeben und die Sauce mit Salz und Pfeffer abschmecken.

3 Den Mozzarella abtropfen lassen und in Stücke zupfen. Parmesan in grobe Späne hobeln. Die Teigportionen auf bemehlter Arbeitsfläche dünn ausrollen und einen Pizzaboden auf einen bemehlten Holzschieber oder auf ein umgedrehtes mit Backpapier belegtes Blech legen.

4 Den Pizzaboden mit einem Fünftel der Tomatensauce bestreichen und mit etwas Büffelmozzarella bestreuen. Die Pizza auf den Backstein oder das Blech im Ofen gleiten lassen und in 3–4 Min. knusprig backen. Die Pizza mit Parmesan, Salz und Pfeffer bestreuen, mit etwas Olivenöl beträufeln und servieren. Die restlichen Pizzas genauso backen.

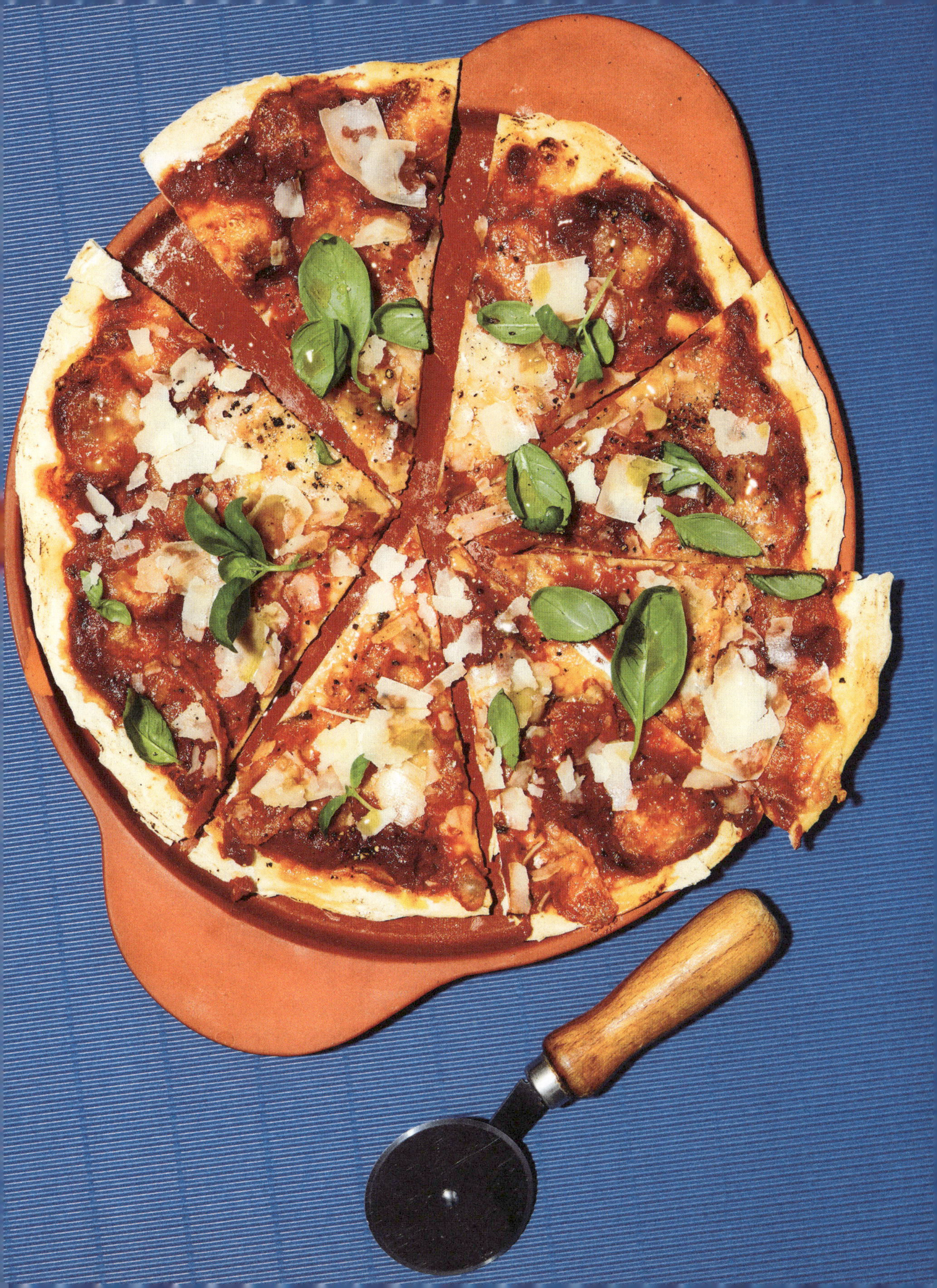

MORI & FRIENDS SPECIAL

Mori kocht mit Olli
Pizza Wahnsinn

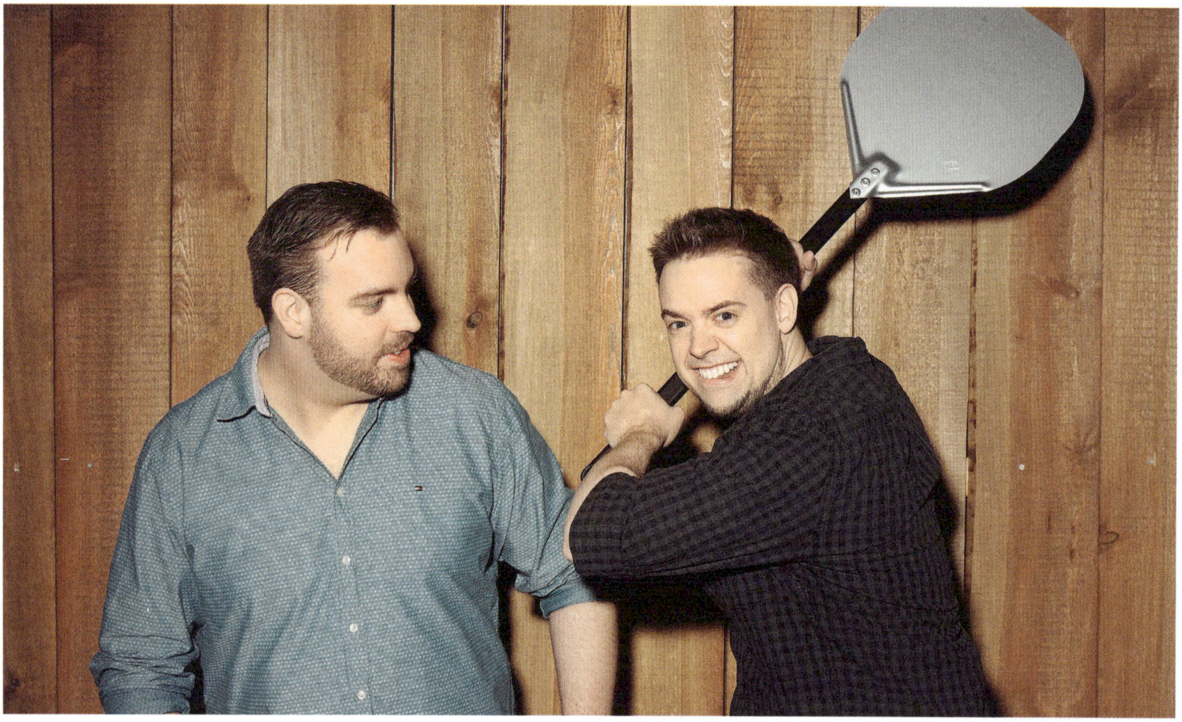

Pizza gehört zu meinen absoluten Lieblingen. Und mit Olli an meiner Seite, schmeckt sie gleich doppelt gut. Perfekt wird sie übrigens, wenn ihr sie auf einem **Pizzastein** backt. Den bekommt ihr schon für wenig Geld im Haushaltswarenladen oder in Online-Shops.

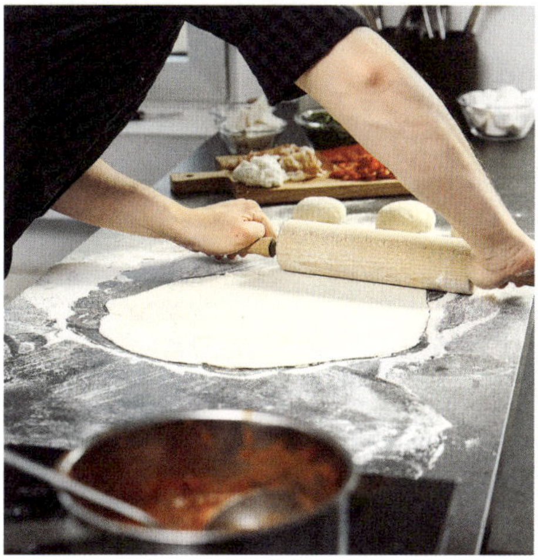

Auch wichtig für knusprigen Pizzagenuss ist die **Ofentemperatur**. Da dürft ihr wirklich alles geben und den Backofen auf höchster Temperatur vorheizen. So wird's oben saftig und unten knusprig.

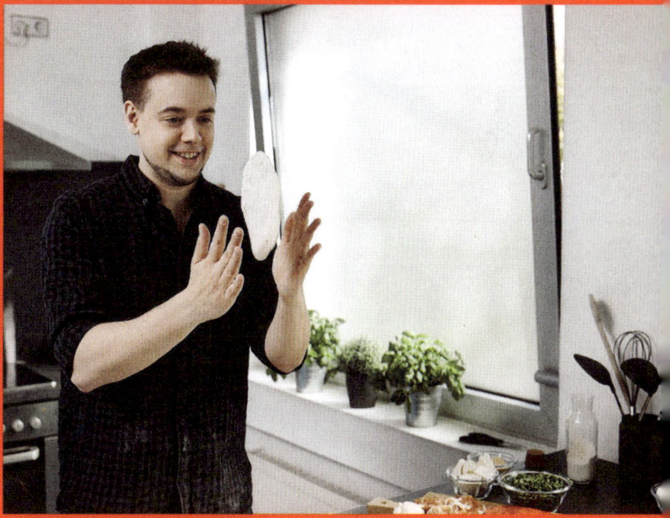

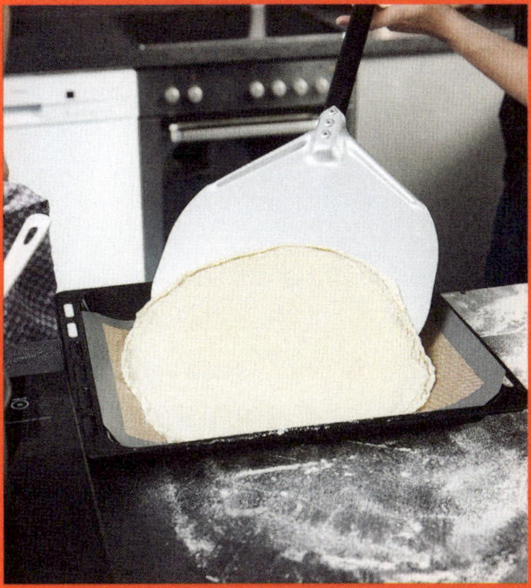

Wer keinen Pizzastein hat, der backt auf dem **Backblech** – dieses solltet ihr aber auch im Ofen schon mitvorheizen.

Grüße aus dem Elsass

FLAMMKUCHEN

Für 2 Personen
Für den Teig:
120 g Mehl (Type 550)
1 EL Öl
Salz
Für den Belag:
100 g Crème fraîche
Salz | Pfeffer
frisch geriebene Muskatnuss
1 kleine Zwiebel
¼ Bund Frühlingszwiebeln
60 g Frühstücksspeck
Außerdem:
Mehl zum Arbeiten

Arbeitszeit: *ca. 20 Min.*
Zeit im Ofen: *ca. 10 Min.*
Das steckt pro Portion drin:
ca. 525 kcal, 14 g E, 28 g F, 53 g KH

1 Den Backofen auf höchstmögliche Temperatur vorheizen. Für den Teig das Mehl zusammen mit 60 ml Wasser, dem Öl sowie 1 Prise Salz in eine Rührschüssel geben und mit den Händen oder den Knethaken des Handrührgeräts ordentlich durchkneten. Der Teig sollte elastisch sein und darf nicht an den Händen kleben, sonst etwas mehr Mehl dazugeben. Anschließend den Teig zugedeckt kurz ruhen lassen.

2 Inzwischen für den Belag die Crème fraîche in eine Rührschüssel geben, verrühren und mit Salz, Pfeffer und Muskatnuss abschmecken. Die Zwiebel schälen und in kleine Würfel schneiden. Frühlingszwiebeln putzen, waschen und in feine Ringe schneiden. Den Speck klein würfeln.

3 Das Nudelholz und die Arbeitsfläche mit etwas Mehl bestäuben und den Teig extrem dünn ausrollen. Auch hier ist wichtig: Der Teig darf nicht kleben.

4 Ein Backblech mit Backpapier belegen. Den Teig auf das Backblech legen und dünn mit Crème fraîche bestreichen. Speck, Zwiebeln und Frühlingszwiebeln darauf verteilen.

5 Flammkuchen im heißen Ofen (Mitte) 6–10 Min. backen, bis der Rand knusprig ist und leicht Farbe angenommen hat. Den Flammkuchen halbieren, auf zwei Tellern anrichten und ofenfrisch mit einem Glas Wein dazu genießen.

Extraknusprig!
Mit einem Pizzastein verkürzt sich die Backzeit und euer Flammkuchen wird besonders knusprig. Den Stein auf der 2. Schiene von unten auf den Rost in den kalten Ofen legen und den Ofen auf maximale Temperatur vorheizen.

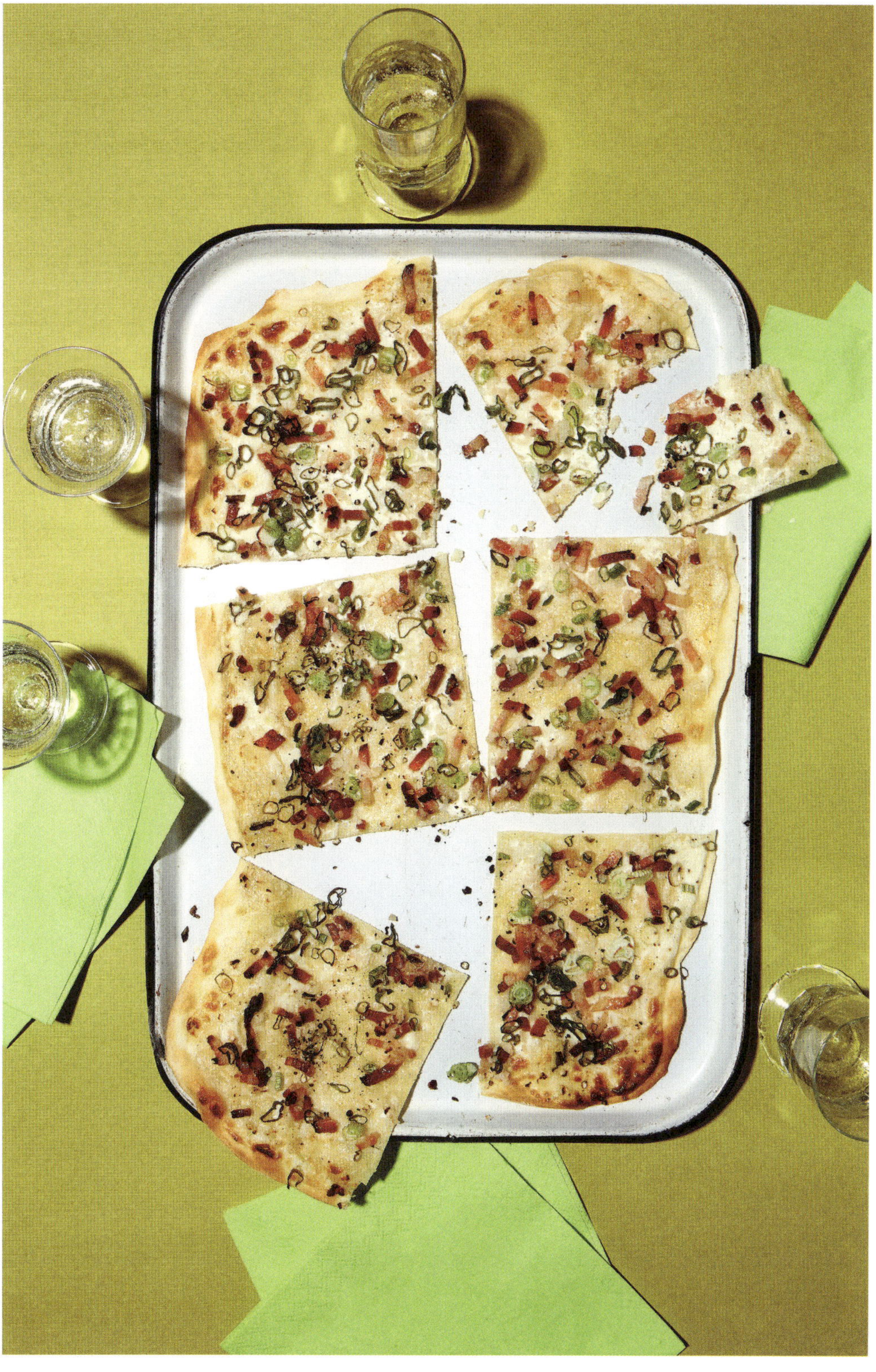

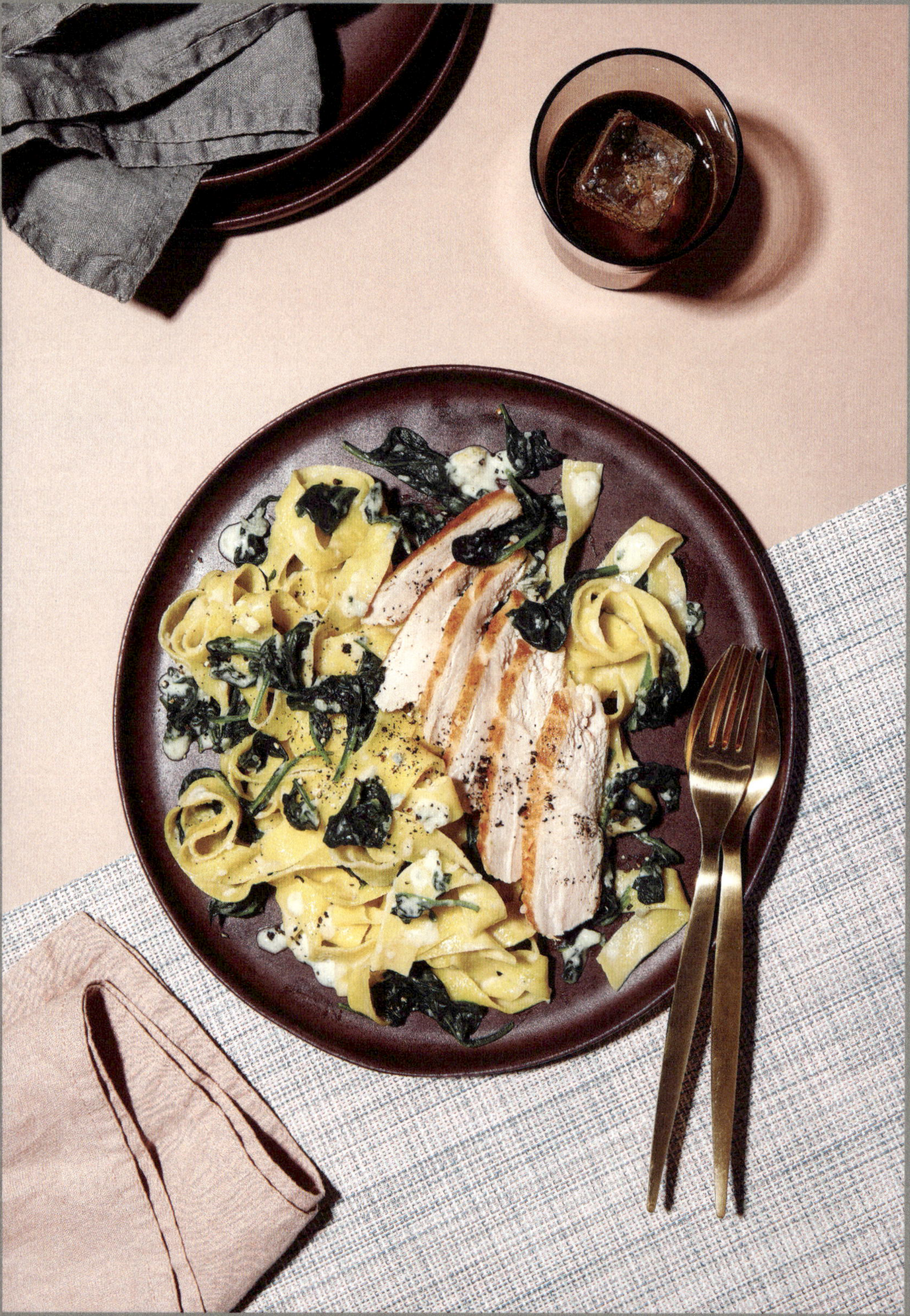

Junges Gemüse trifft reifen Käse

SPINAT-GORGONZOLA-PAPPARDELLE MIT HÄHNCHENBRUST

Für 2 Personen
300 g Baby-Blattspinat
1 Zwiebel
1 Knoblauchzehe
2 EL Öl
150 ml Weißwein
200 g Gorgonzola
Salz | Pfeffer
frisch geriebene Muskatnuss
400 g Hähnchenbrustfilets
250 g Pappardelle (Kühlregal oder Rezept s. S. 140)

Arbeitszeit: *ca. 25 Min.*
Zeit im Ofen: *ca. 10 Min.*
Das steckt pro Portion drin:
ca. 925 kcal, 76 g E, 47 g F, 40 g KH

1 Den Backofen auf 180° vorheizen. Den Spinat verlesen, in ein Sieb geben, unter fließendem kalten Wasser gründlich abspülen und abtropfen lassen. Zwiebel und Knoblauchzehe schälen und in kleine Würfel schneiden.

2 1 EL Öl in einem großen Topf erhitzen und Zwiebel und Knoblauch darin anschwitzen. Den Spinat dazugeben und bei mittlerer Hitze zugedeckt in 2–3 Min. zusammenfallen lassen. Den Weißwein dazugeben und den Spinat offen weitere 2–3 Min. köcheln lassen. Gorgonzola würfeln, dazugeben und schmelzen lassen. Erst dann den Spinat mit Salz, Pfeffer und Muskat würzen, da Gorgonzola schon sehr würzig ist.

3 Hähnchenbrustfilets mit Küchenpapier trocken tupfen. In einer Pfanne das restliche Öl erhitzen und die Hähnchenfilets darin in 4–5 Min. von allen Seiten goldbraun anbraten. Anschließend die Pfanne mit den Hähnchenbrustfilets auf mittlerer Schiene in den heißen Backofen stellen und das Fleisch darin in 8–10 Min. gar ziehen lassen.

4 In der Zwischenzeit die Pappardelle in reichlich kochendem Salzwasser nach Packungsanweisung bissfest garen. Die Pappardelle in ein Sieb abgießen, abtropfen lassen und mit der Spinat-Gorgonzola-Mischung vermengen.

5 Hähnchenfilets quer in Scheiben schneiden, zusammen mit der Pasta auf zwei Tellern anrichten und servieren.

Lässt Frauenherzen höher schlagen!

THUNFISCHSTEAK MIT FELDSALAT UND HONIG-SENF-DRESSING

Für 4 Personen
80 g Haselnusskerne
250 g Feldsalat
250 g Kirschtomaten
2 Zwiebeln
1 Schalotte
50 ml Orangensaft
50 ml Aceto balsamico bianco
Meersalz | Pfeffer
1 EL grobkörniger Senf
2 EL Honig
150 ml + 2 EL Olivenöl
4 Thunfischsteaks (à ca. 100 g)

Arbeitszeit: *ca. 25 Min.*
Das steckt pro Portion drin:
ca. 690 kcal, 28 g E, 56 g F, 16 g KH

1 Die Haselnüsse in einer Pfanne ohne Fett bei mittlerer Hitze unter ständigem Rühren rösten, dann zum Auskühlen auf einen Teller schütten. Feldsalat verlesen, putzen, waschen und trocken schleudern. Die Kirschtomaten waschen und halbieren. Zwiebeln schälen und in Halbringe schneiden. Die Schalotte schälen und halbieren. Feldsalat, Kirschtomaten und Zwiebelringe in einer Salatschüssel mischen.

2 Für das Dressing die Schalotte in einen hohen Rührbecher oder in den Standmixer geben. Orangensaft, Essig, Salz, Pfeffer, Senf und Honig dazugeben und mit dem Pürierstab oder im Mixer ordentlich durchmixen, dabei nach und nach 150 ml Olivenöl hinzugeben. Anschließend das Dressing noch mal mit Salz und Pfeffer abschmecken.

3 Die Thunfischsteaks mit Küchenpapier trocken tupfen. Das restliche Öl in einer Pfanne erhitzen und die Filets darin ca. 2 Min. pro Seite anbraten, salzen und pfeffern.

4 Während die Thunfischsteaks braten, das Dressing zum Salat geben und unterheben. Steaks sofort mit dem Salat auf vier Tellern anrichten. Den Salat mit den Haselnüssen bestreuen und das Gericht sofort servieren.

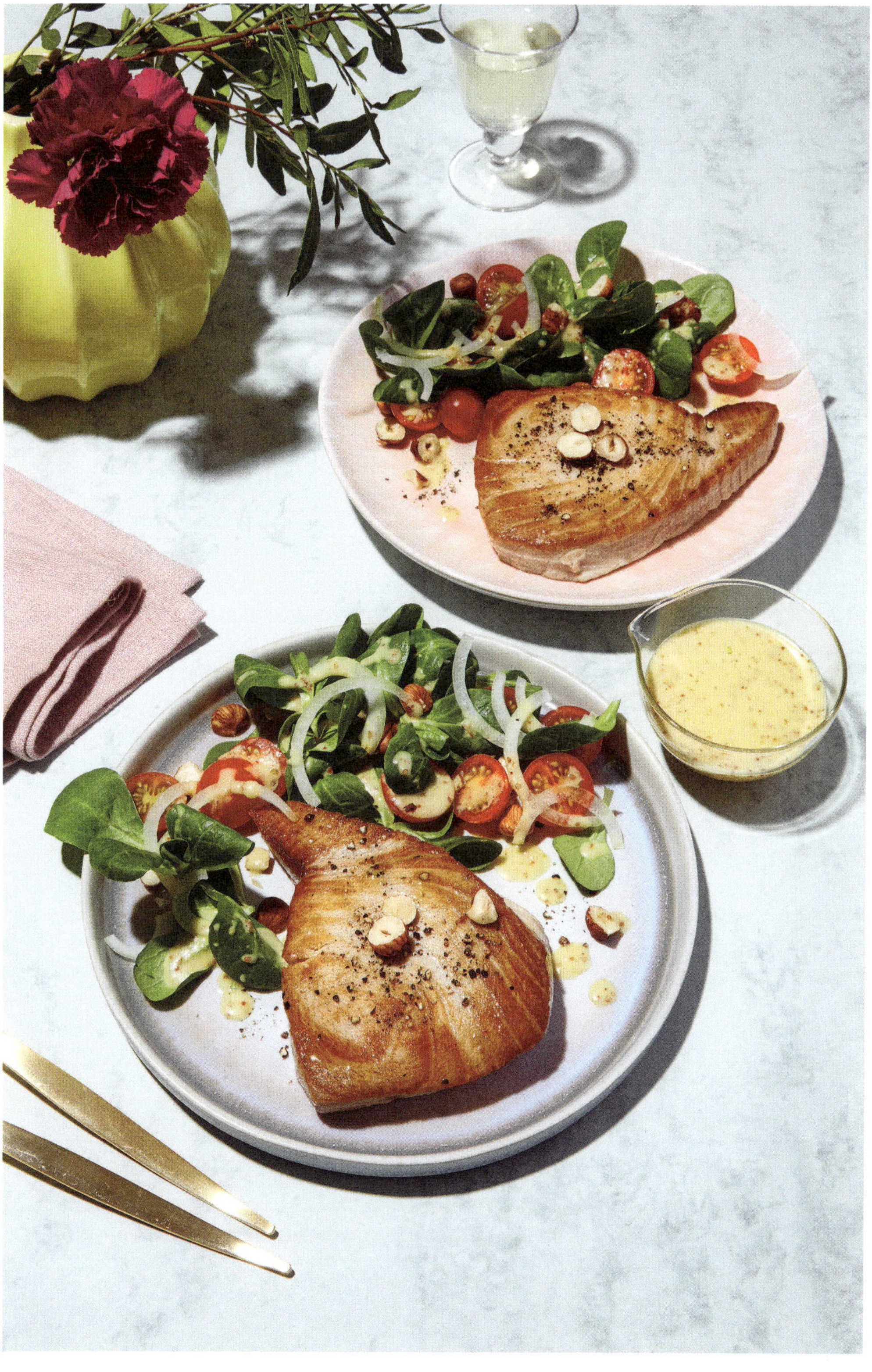

Schmorzeit ist Gamingzeit!

LAMM-CURRY MIT KOKOSMILCH

Für 6 Personen
2 Gemüsezwiebeln
1 Stück Ingwer (ca. 10 cm lang)
3 Knoblauchzehen
3 frische rote Chilischoten
1,2 kg Lammfleisch
2 EL Öl
120 g Tomatenmark
2 EL Garam Masala (indische Gewürzmischung)
2 TL gemahlene Kurkuma
2 TL edelsüßes Paprikapulver
200 ml Lammfond
50 g Cashewkerne
1 Handvoll Koriandergrün
1 Handvoll Minze
400 g Kokosmilch
2 EL Limettensaft
Salz | Pfeffer

Arbeitszeit: *ca. 25 Min.*
Zeit fürs Schmoren: *ca. 1 Std.*
Das steckt pro Portion drin:
ca. 740 kcal, 43 g E, 57 g F, 13 g KH

1 Zwiebeln, Ingwer und Knoblauch schälen und in kleine Würfel schneiden. Die Chilis waschen, halbieren, von Kernen und weißen Trennwänden befreien und klein würfeln.

2 Das Lammfleisch mit Küchenpapier trocken tupfen und würfeln. Das Öl in einem großen Topf oder Bräter erhitzen und das Fleisch darin scharf anbraten. Zwiebeln, Knoblauch und Ingwer dazugeben und ebenfalls anbraten. Tomatenmark, 1 EL Garam Masala, 1 TL Kurkuma sowie 1 TL Paprikapulver dazugeben und mitanrösten. Den Topfinhalt mit dem Lammfond ablöschen und das Curry zugedeckt ca. 1 Std. bei kleiner bis mittlerer Hitze schmoren.

3 Inzwischen die Cashewkerne in einer Pfanne ohne Fett bei mittlerer Hitze unter Rühren rösten, dann zum Abkühlen auf einen Teller schütten. Kräuter waschen, trocken schütteln, die Blättchen abzupfen und diese hacken.

4 Kurz vor Ende der Schmorzeit die Kokosmilch zum Lamm-Curry geben und dieses mit Limettensaft, Salz, Pfeffer sowie Garam Masala, Kurkuma und Paprikapulver abschmecken. Das Curry mit den Cashews und den frischen Kräutern bestreuen und servieren. Dazu passt Reis.

Schmoren, nicht kochen!
Schmoren heißt, erst anbraten mit großer Hitze, damit sich Röstaromen bilden, dann mit Flüssigkeit ablöschen und die Temperatur bei maximal 80° halten.

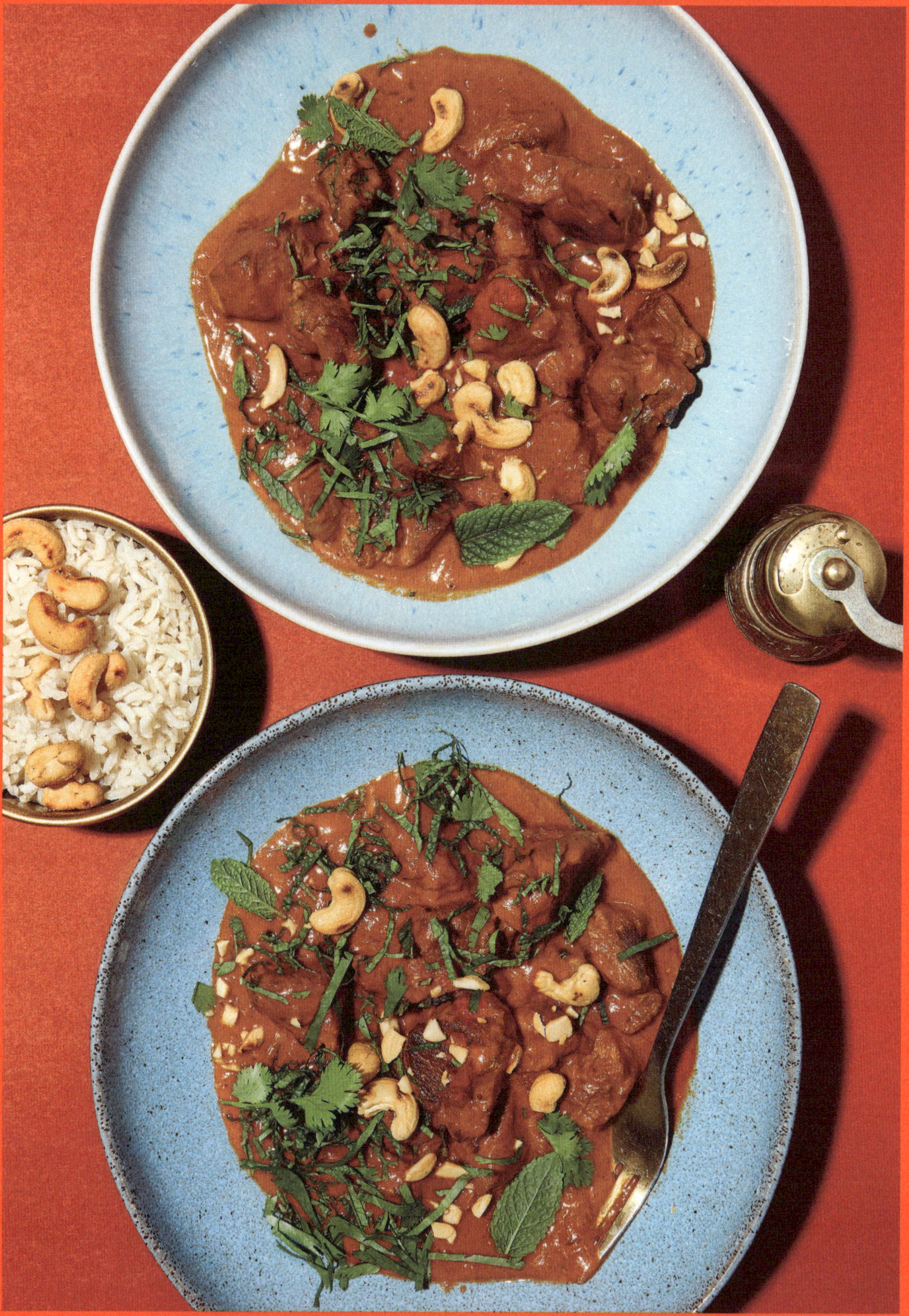

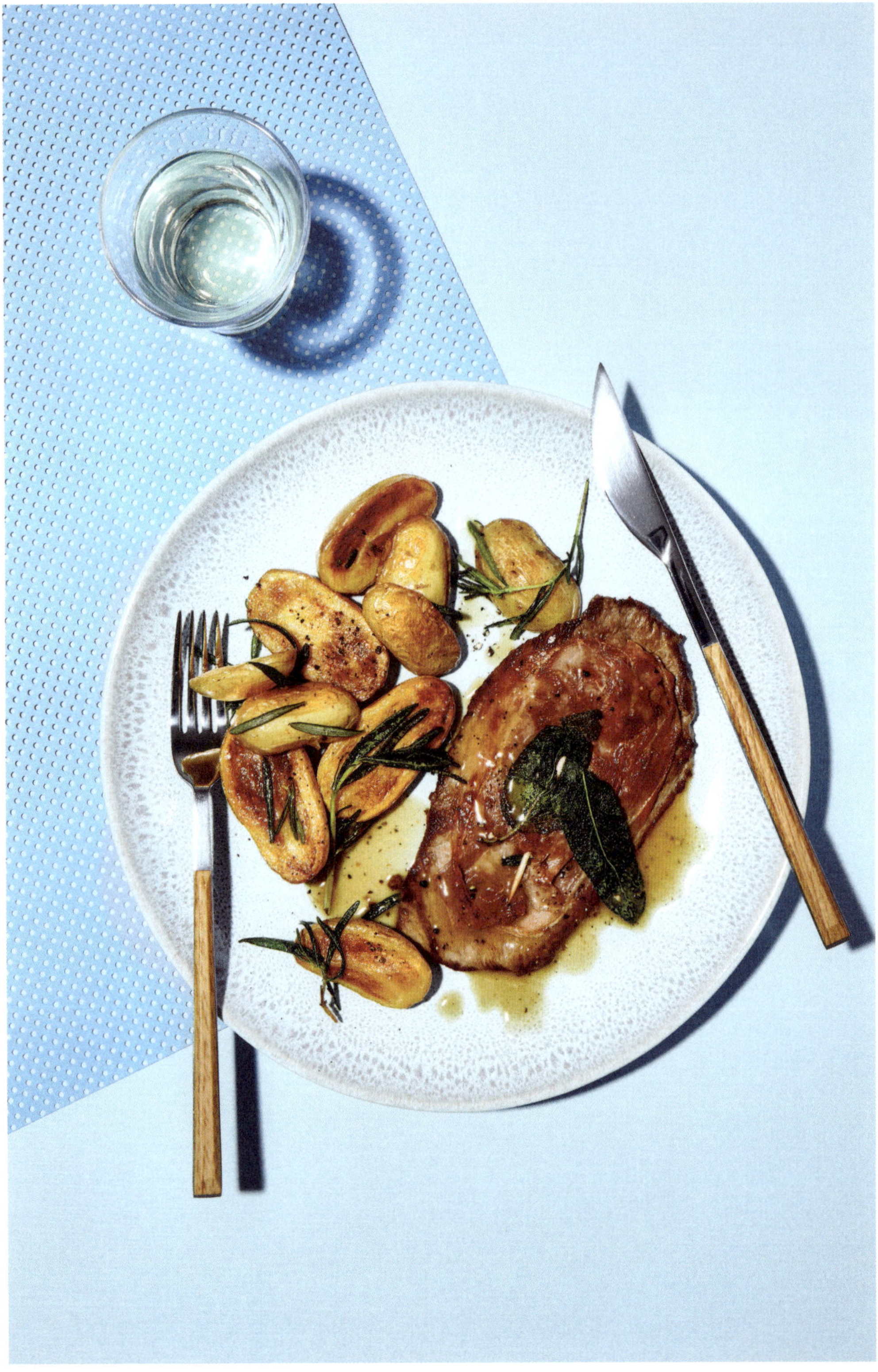

Ja, spring in meinen Mund!

SALTIMBOCCA ALLA ROMANA MIT ROSMARINKARTOFFELN

Für 2 Personen
500 g festkochende neue Kartoffeln
Salz
2 große Salbeiblätter
2 hauchdünne Kalbsschnitzel (à ca. 125 g)
2 Scheiben Parmaschinken
3 Zweige Rosmarin
3 EL Olivenöl
Pfeffer
125 g kalte Butter
400 ml Weißwein
2 EL Zucker
Außerdem:
2 Holzspießchen

Arbeitszeit: *ca. 25 Min.*
Zeit fürs Kochen: *ca. 30 Min.*
Das steckt pro Portion drin:
ca. 1130 kcal, 33 g E, 71 g F, 53 g KH

1 Kartoffeln waschen, in einem Topf mit Wasser bedecken, dieses zum Kochen bringen, salzen und die Kartoffeln darin zugedeckt bei mittlerer Hitze in ca. 30 Min. gar kochen, dann abgießen und ausdampfen lassen.

2 Salbei waschen und trocken tupfen. Die Kalbsschnitzel mit Küchenpapier trocken tupfen und mit dem Fleischklopfer flach klopfen. Jedes Kalbsschnitzel mit je 1 Scheibe Parmaschinken sowie je 1 Salbeiblatt belegen und beides mit je 1 Holzspieß auf dem Schnitzel feststecken.

3 Rosmarin waschen, trocken schütteln und die Nadeln abzupfen. Das Öl in einer beschichteten Pfanne erhitzen. Die Kartoffeln halbieren und darin anbraten, bis sie leicht bräunen. Die Kartoffeln mit Salz und Pfeffer würzen, den Rosmarin hinzufügen, untermischen und die Kartoffeln warm halten.

4 2 EL Butter in der Pfanne erhitzen, die Schnitzel darin scharf von beiden Seiten je 1–2 Min. anbraten, mit der Hälfte des Weißweins ablöschen und in 3–4 Min. gar ziehen lassen. Saltimbocca aus der Pfanne nehmen und warm stellen.

5 Restlichen Wein in die Pfanne geben, aufkochen und die Sauce auf mindestens die Hälfte reduzieren, dann mit Salz, Pfeffer und 1–2 EL Zucker abschmecken. Restliche Butter dazugeben und mit dem Schneebesen oder dem Pürierstab untermischen. Saltimbocca, Rosmarinkartoffeln und Sauce auf vier Tellern anrichten und genießen.

Chocolicious!

SCHOKO-DESSERT

Für 4 Personen
50 g Pistazienkerne
2 Avocados
200 g Kokosmilch
2 EL Honig
1 TL Chiliflocken
2 EL Vanillesirup (ersatzweise Vanillezucker)
50 g Kakaopulver

Arbeitszeit: *ca. 15 Min.*
Das steckt pro Portion drin:
ca. 500 kcal, 9 g E, 46 g F, 12 g KH

1 Die Pistazienkerne in einer Pfanne ohne Fett bei mittlerer Hitze unter Rühren rösten, auf einen Teller schütten und abkühlen lassen. Die Avocados halbieren, entkernen und das Fruchtfleisch mit einem Löffel aus den Schalen heben.

2 Das Avocadofruchtfleisch zusammen mit der Kokosmilch, der Hälfte der Pistzien, dem Honig, den Chiliflocken, dem Vanillesirup und dem Kakaopulver in einen hohen Rührbecher geben und mit dem Pürierstab sehr fein pürieren.

3 Die Creme in vier Dessertgläser füllen, mit den restlichen Pistazien bestreuen und bis zum Servieren kalt stellen.

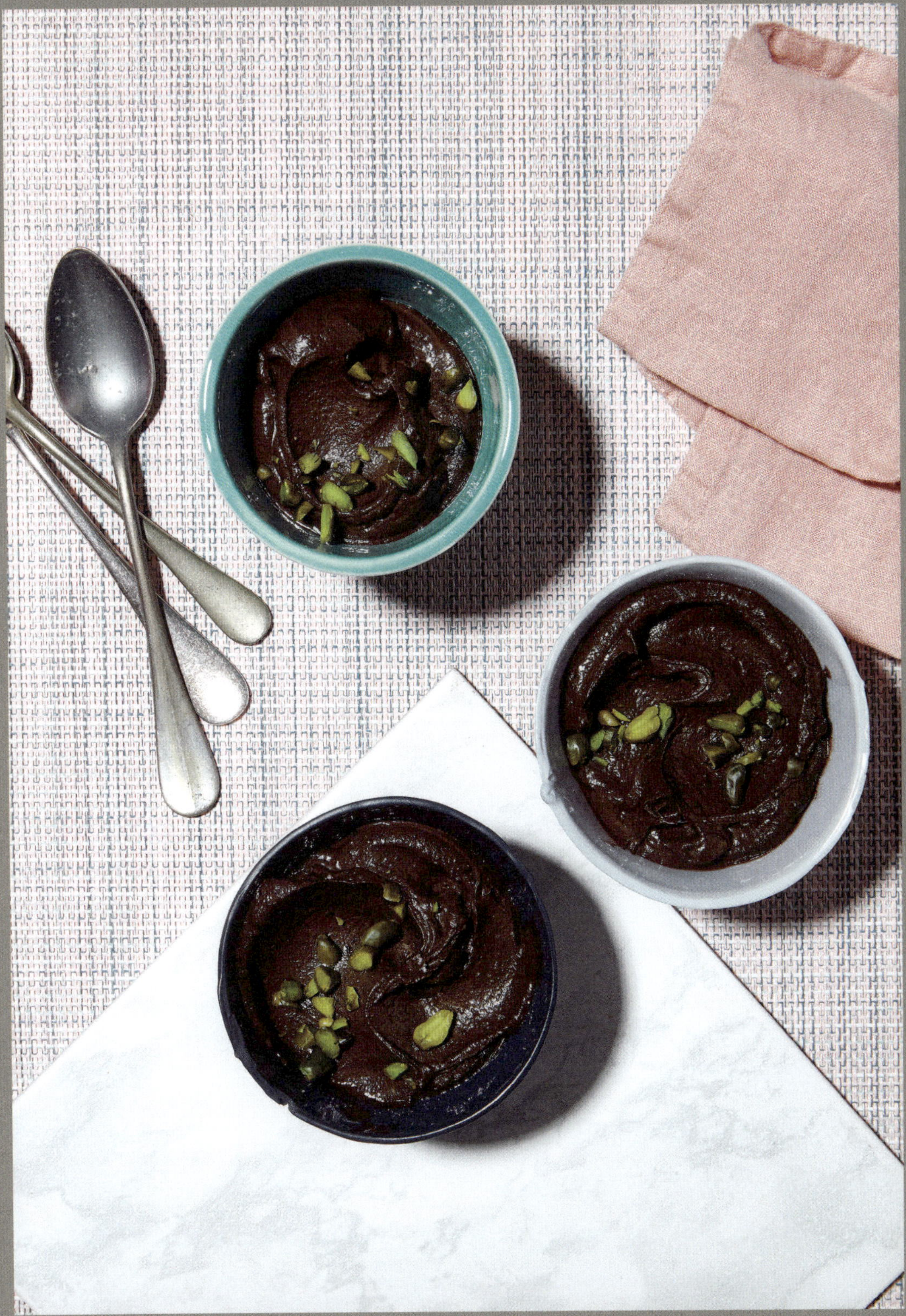

Traust du dich?

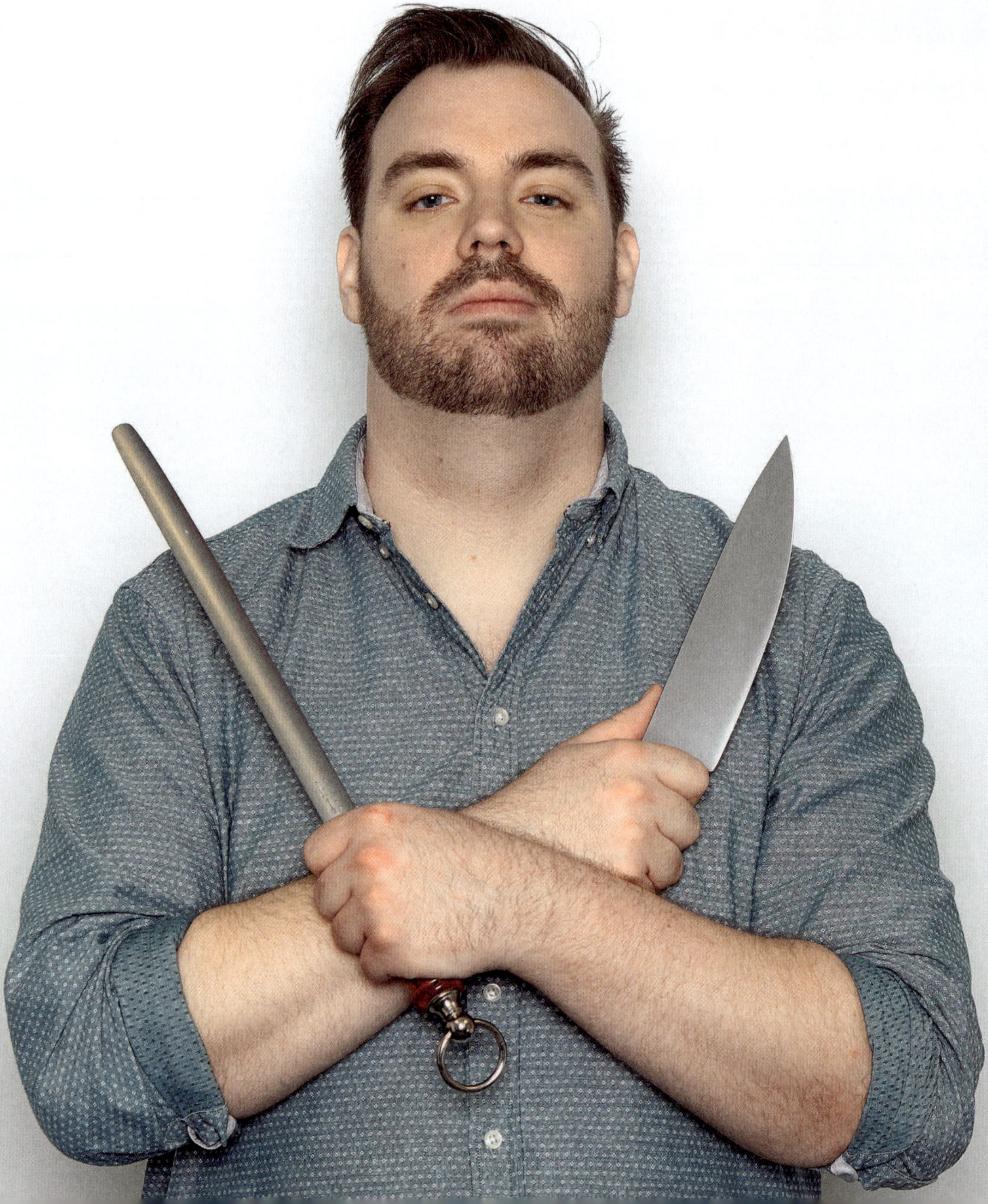

ENDBOSS

REZEPTE VON WIENER SCHNITZEL
BIS ZITRONEN-RISOTTO MIT LACHS

Hammergeiles Fingerfood!

CHILI-CHEESE-KROKETTEN
MIT BARBECUE-DIP

Für 8 Personen
Für die Kroketten:
2,5 kg mehligkochende Kartoffeln
Salz
4 Eigelb (M)
125 g Butter
frisch geriebene Muskatnuss
500 g Cheddar
200 g Jalapeños
4 Eier (M)
100 g Mehl (Type 405)
200 g Semmelbrösel
Für den Dip:
1 Knoblauchzehe
1 EL Öl
150 ml Bourbon-Whiskey
100 ml Aceto balsamico
100 g Tomatenmark
2 EL Sojasauce
1 EL Worcestershiresauce
4 EL Honig
1 EL mittelscharfer Senf
Rauchsalz
Außerdem:
Mehl zum Arbeiten
2 l Öl zum Frittieren

Arbeitszeit: *ca. 1 Std. 20 Min.*
Das steckt pro Portion drin:
ca. 1051 kcal, 32 g E, 59 g F, 81 g KH

1 Für die Kroketten die Kartoffeln waschen und in kochendem Salzwasser zugedeckt bei mittlerer Hitze in ca. 30 Min. garen, dann abgießen, pellen, halbieren und ca. 10 Min. ausdampfen lassen. Die Kartoffeln durch die Kartoffelpresse drücken oder ganz fein zerstampfen. Eigelbe, Butter, Salz und Muskatnuss dazugeben und die Zutaten gut vermengen. Cheddar und Jalapeños klein würfeln und mischen. Jeweils 3 EL Kartoffelteig mit bemehlten Händen flach drücken, in die Mitte je 1 TL Cheddar-Jalapeño-Mischung geben und den Teig drumherum hüllen.

2 Die Eier in einen tiefen Teller aufschlagen und verquirlen. Mehl und Semmelbrösel jeweils auf einem flachen Teller verteilen. Die Kroketten nacheinander zuerst in Mehl, dann in den Eiern und zum Schluss in den Semmelbröseln wenden.

3 Das Öl zum Frittieren in einem weiten Topf stark erhitzen. Wenn an einem ins Öl gehaltenen Holzkochlöffelstiel Bläschen aufsteigen, ist es heiß genug. Die Kroketten darin portionsweise in je ca. 3 Min. goldbraun frittieren. Die fertigen Kroketten mit einem Schaumlöffel aus dem Topf heben, auf Küchenpapier entfetten und warm stellen.

4 Für den Dip Knoblauch schälen und fein hacken. Das Öl in einer Pfanne erhitzen und den Knoblauch darin anbraten. Pfanneninhalt mit Whiskey und Aceto balsamico aufgießen und bei großer Hitze auf mindestens die Hälfte reduzieren. Tomatenmark in die Sauce einrühren und diese mit Sojasauce, Worcestershiresauce, 3–4 EL Honig, Senf und Rauchsalz abschmecken. Den Dip auf acht Schälchen verteilen, die Kroketten auf einer großen Platte anrichten und sofort zusammen mit dem Dip servieren.

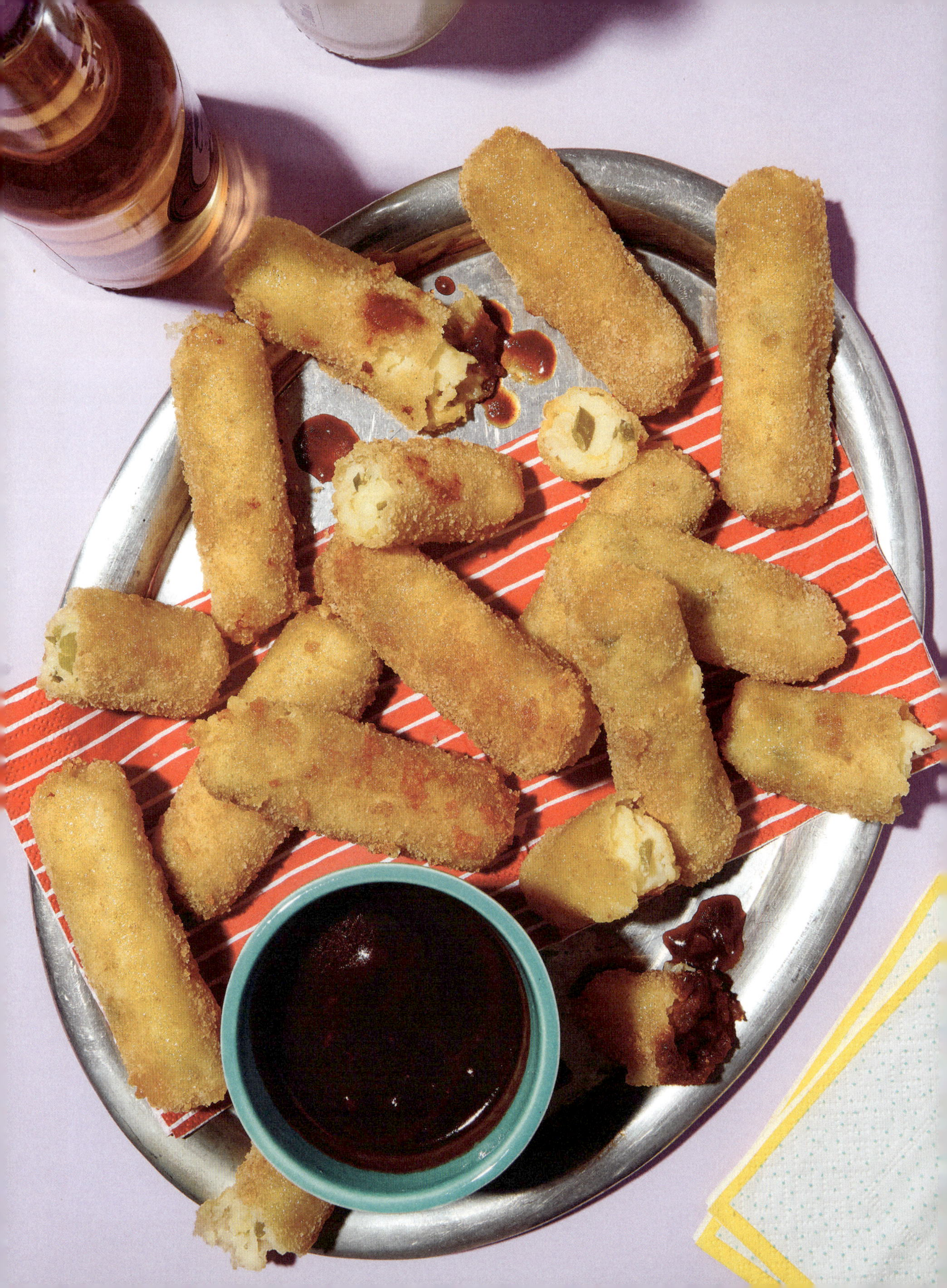

MORI & FRIENDS SPECIAL

Mori kocht mit Kalle

Chili-Cheese-Kroketten

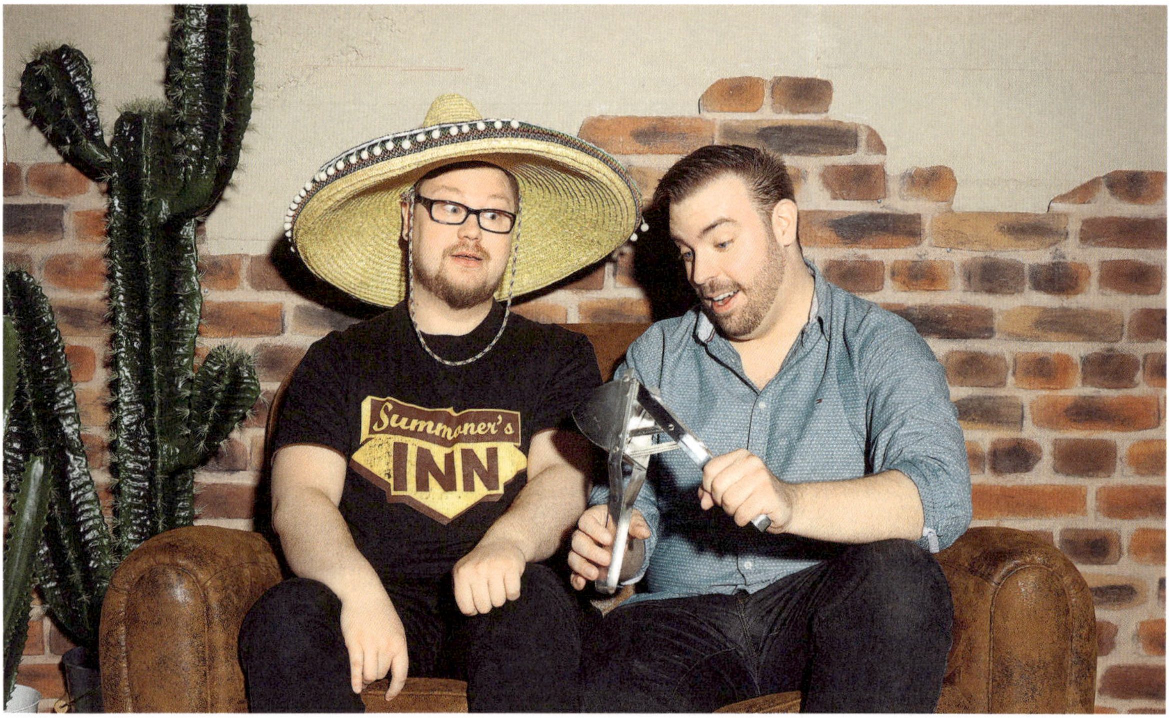

Kalle, hast du deine Arme gut trainiert? Unser Allerheiligstes ist heute nämlich die **Kartoffelpresse**. Nur mit ihr wird der Kartoffelteig für die Kroketten so, wie er sein muss. Den Sombrero kannst du dafür weglassen. Also, Ärmel hochkrempeln und los geht's.

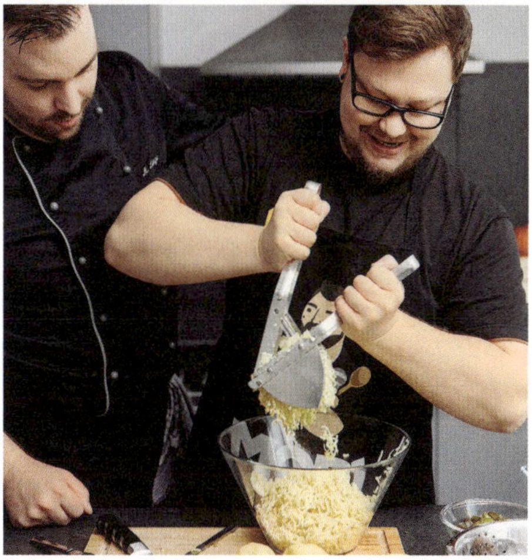

Immer schön pressen, die Mühe lohnt sich! Und nach der Plackerei ist **Feingefühl** gefragt, wenn ihr die Jalapeños und den Käse liebevoll im Teig verpackt und die Kroketten in Semmelbrösel hüllt.

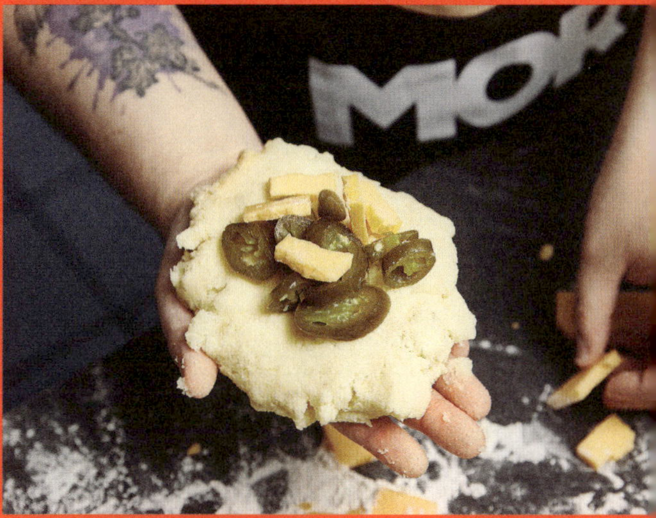

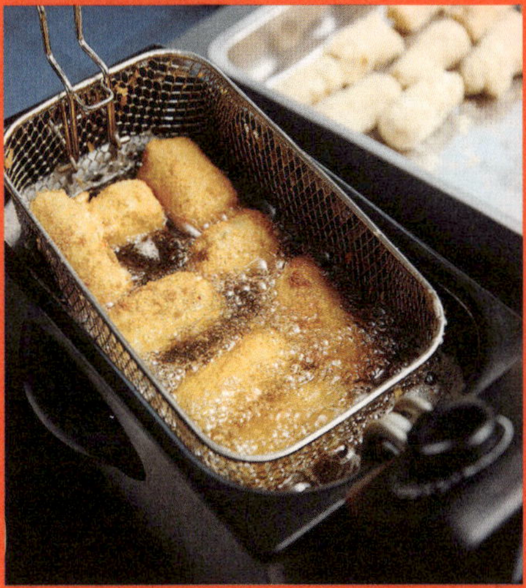

Wer eine **Fritteuse** hat, ist jetzt klar im Vorteil – aber auch im Topf lassen sich die Kroketten prima ausbacken.

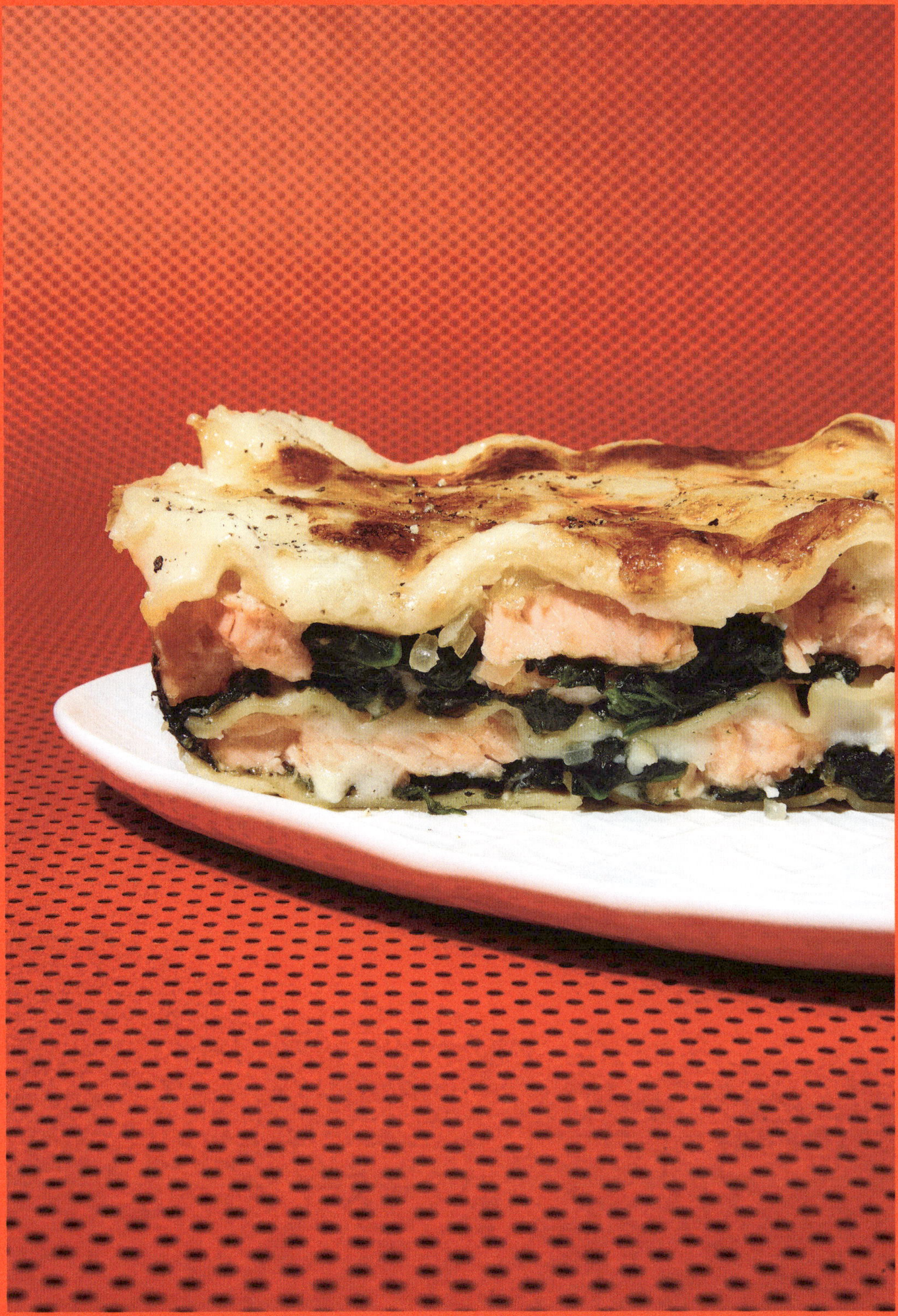

Schicht für Schicht ein Gedicht!

SPINAT-LACHS-LASAGNE

Für 6 Personen
2 Zwiebeln
3 Knoblauchzehen
1 Stück frischer Meerrettich (ca. 2 cm lang)
100 g Parmesan
500 g Baby-Blattspinat
1 Zitrone
80 g Butter
50 g Mehl (Type 405)
750 ml Milch
Salz | Pfeffer
frisch geriebene Muskatnuss
2 EL Olivenöl
50 ml Weißwein
650 g Lachsfilet
1 Kugel Mozzarella (125 g)
500 g Lasagneblätter (ohne Vorkochen)
Außerdem:
Auflaufform (ca. 36 × 22 × 6 cm)
Fett für die Form

***Arbeitszeit:** ca. 25 Min.*
***Zeit im Ofen:** ca. 35 Min.*
Das steckt pro Portion drin:
ca. 920 kcal, 47 g E, 47 g F, 74 g KH

1 Zwiebeln und Knoblauch schälen und klein schneiden. Den Meerrettich schälen, putzen und reiben. Den Parmesan ebenfalls reiben. Den Spinat verlesen, gründlich waschen und in einem Sieb abtropfen lassen.

2 Für die Béchamelsauce den Saft der Zitrone auspressen. Die Butter in einer Pfanne schmelzen, das Mehl dazugeben und einrühren. Weder Butter noch Mehl dürfen hierbei braun werden. Sobald sich Mehl und Butter verbunden haben, die Milch langsam unter ständigem Rühren hinzugeben und darauf aufpassen, dass keine Klümpchen entstehen. Die Sauce mit Salz, Pfeffer, Muskatnuss sowie Zitronensaft würzen.

3 Den Backofen auf 180° vorheizen. Das Olivenöl in einem großen Topf erhitzen und Zwiebeln, Knoblauch und Meerrettich darin anschwitzen. Spinat dazugeben, mit Weißwein ablöschen und zugedeckt bei großer Hitze in ca. 5 Min. zusammenfallen lassen, dann mit Salz, Pfeffer sowie Muskat würzen.

4 Das Lachsfilet in dünne Scheiben schneiden. Mozzarella abtropfen lassen und klein würfeln. Die Form einfetten. Den Formboden mit etwas Béchamelsauce bedecken und mit ein paar Lasagneplatten belegen. Im Wechsel Spinat, Lachs, Béchamel und Lasagneplatten einschichten und die Lasagne zuletzt mit der restlichen Béchamelsauce bestreichen.

5 Lasagne im heißen Backofen (Mitte) ca. 20 Min. backen, dann mit Parmesan und Mozzarellawürfeln bestreuen und in weiteren 10–15 Min. fertig backen. Lasagne 10 Min. ruhen lassen, auf sechs Tellern anrichten und servieren.

Rundum fein

INVOLTINI MIT PESTO UND AUBERGINE

Für 4 Personen
60 g Pinienkerne
1 Bund Basilikum
4 Knoblauchzehen
80 g Parmesan
100 ml + 2 EL Olivenöl
½ Aubergine
4 Kalbsschnitzel
8 Scheiben Parmaschinken
8 getrocknete Tomaten
150 ml Weißwein
400 ml Kalbsfond
60 g kalte Butter
Außerdem:
4 Holzspießchen

Arbeitszeit: *ca. 35 Min.*
Das steckt pro Portion drin:
ca. 805 kcal, 41 g E, 63 g F, 10 g KH

1 Die Pinienkerne in einer Pfanne ohne Fett bei mittlerer Hitze unter ständigem Rühren goldbraun rösten, dann zum Abkühlen auf einen Teller schütten. Das Basilikum waschen, trocken schütteln und die Blätter abzupfen. Den Knoblauch schälen. Den Parmesan fein reiben.

2 100 ml Olivenöl, Pinienkerne, Basilikum, Knoblauch und Parmesan in einen hohen Rührbecher oder in den Standmixer geben und mit dem Pürierstab oder im Standmixer zu einem homogenen Pesto pürieren.

3 Die Aubergine waschen und längs vier dünne Scheiben abschneiden. Diese ohne Öl in einer beschichteten Pfanne von beiden Seiten 1–2 Min. anbraten.

4 Die Kalbsschnitzel mit Küchenpapier trocken tupfen, flach klopfen und mit dem Pesto bestreichen. Jedes Kalbsschnitzel mit je einer Auberginenscheibe, 2 Scheiben Parmaschinken und 2 getrockneten Tomaten belegen, einrollen und die Nahtstellen mit je 1 Holzspießchen fixieren.

5 Das restliche Olivenöl in der Pfanne erhitzen und die Involtini darin von allen Seiten anbraten. Den Weißwein und den Fond angießen und die Involtini bei mittlerer Hitze offen in 5–6 Min. gar ziehen lassen, dann aus der Pfanne nehmen, die Spieße entfernen und die Röllchen warm stellen.

6 Die Sauce bei großer Hitze auf die Hälfte reduzieren. Die Butter dazugeben und mit dem Pürierstab untermixen. Die Involtini quer in Scheiben schneiden und diese mit der Sauce auf vier Tellern anrichten. Dazu passen Rosmarinkartoffeln (s. S. 103) oder Nudeln sehr gut.

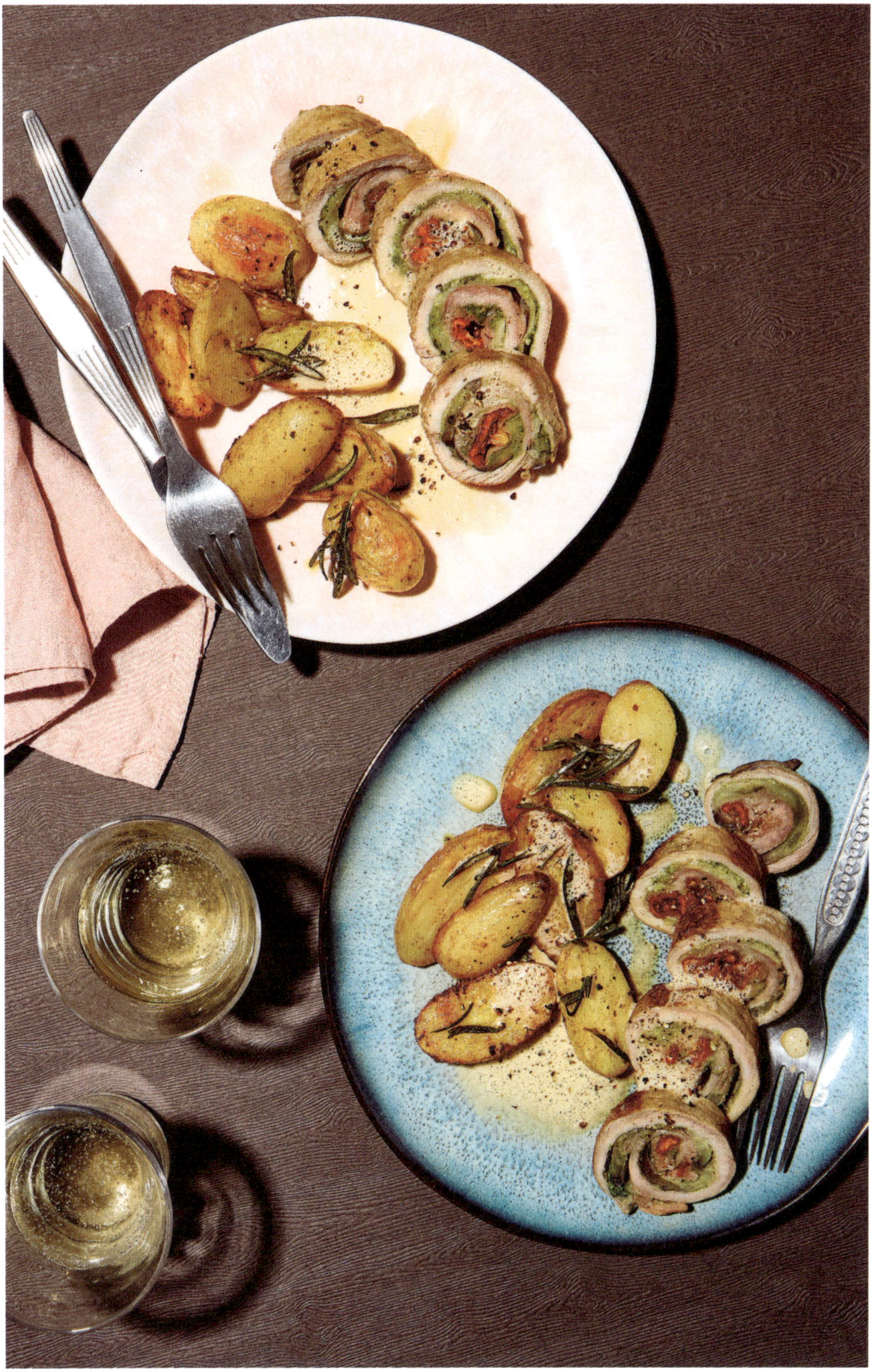

Nur echt vom Kalb

WIENER SCHNITZEL MIT KARTOFFEL-GURKEN-SALAT

Für 4 Personen
Für den Salat:
1 kg vorwiegend festkochende Kartoffeln
Salz
1 EL Kümmelkörner
1 Salatgurke
2 Zwiebeln
1 kleines Bund Schnittlauch
100 g durchwachsener Räucherspeck
3 EL Öl
8 EL Weißweinessig
2 EL Zucker
3 TL milder Senf
Pfeffer
Für die Schnitzel:
4 Kalbsschnitzel (à ca. 120 g)
3 Eier (M)
100 g Mehl (Type 405)
125 g Semmelbrösel
Salz | Pfeffer
150 g Butterschmalz
1 Bio-Zitrone

Arbeitszeit: *ca. 45 Min.*
Zeit fürs Kochen: *ca. 30 Min.*
Das steckt pro Portion drin:
ca. 900 kcal, 48 g E, 37 g F, 90 g KH

1 Für den Kartoffel-Gurken-Salat die Kartoffeln waschen, in einem Topf mit Wasser bedecken, dieses zum Kochen bringen, mit Salz und Kümmel würzen und die Kartoffeln darin in ca. 30 Min. garen. Anschließend die Kartoffeln abgießen, kurz ausdampfen lassen, pellen und in Scheiben schneiden. Die Gurke putzen, waschen und in dünne Scheiben schneiden. Die Zwiebeln schälen und würfeln. Den Schnittlauch waschen, trocken schütteln und in feine Röllchen schneiden. Den Speck klein würfeln. Kartoffeln, Gurke und Schnittlauch in eine Salatschüssel geben.

2 Das Öl in einer Pfanne erhitzen und die Zwiebeln darin bei mittlerer Hitze anschwitzen. Den Speck dazugeben und kurz mitbraten. Den Pfanneninhalt mit 6 EL Essig ablöschen und diesen etwas reduzieren. Das Dressing mit 1 EL Zucker, 2 TL Senf, Salz und Pfeffer würzen, zur Kartoffel-Gurken-Mischung geben und unterheben. Den Salat nochmals mit Essig, Zucker, Senf, Salz und Pfeffer abschmecken und bis zum Servieren durchziehen lassen.

3 Die Schnitzel mit Küchenpapier trocken tupfen und mit dem Fleischklopfer schön flach klopfen. Eier in einen tiefen Teller aufschlagen und verquirlen. Mehl und Semmelbrösel jeweils auf einem flachen Teller verteilen. Die Schnitzel mit Salz und Pfeffer würzen, erst in Mehl, dann im Ei und zum Schluss in den Semmelbröseln wenden. Die Panade mit den Händen an den Schnitzeln andrücken.

4 Butterschmalz in einer großen Pfanne erhitzen und die Schnitzel darin in 3–4 Min. pro Seite goldgelb braten. Zitrone heiß waschen und in Spalten schneiden. Schnitzel, Salat und Zitronenspalten auf vier Tellern anrichten und servieren.

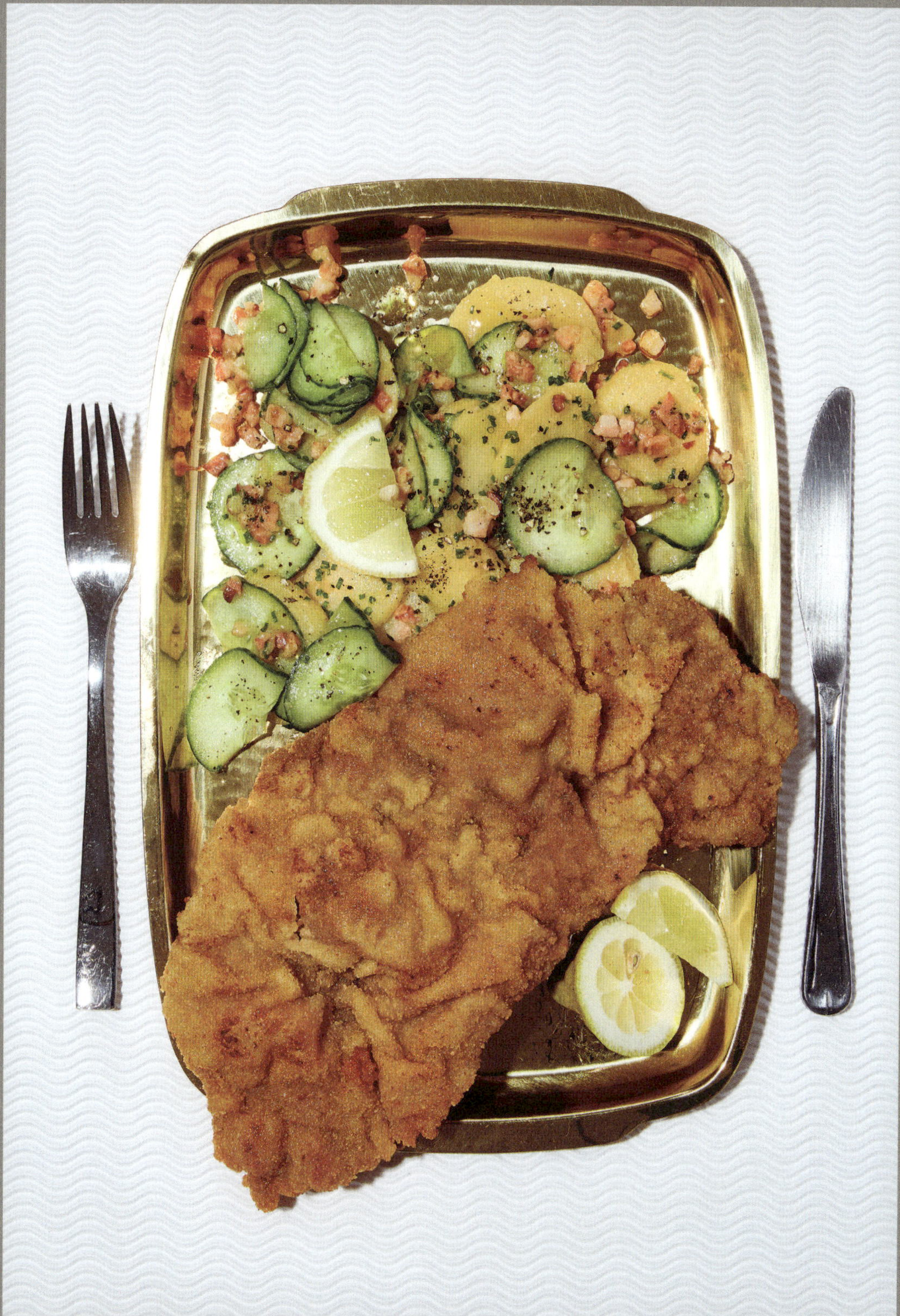

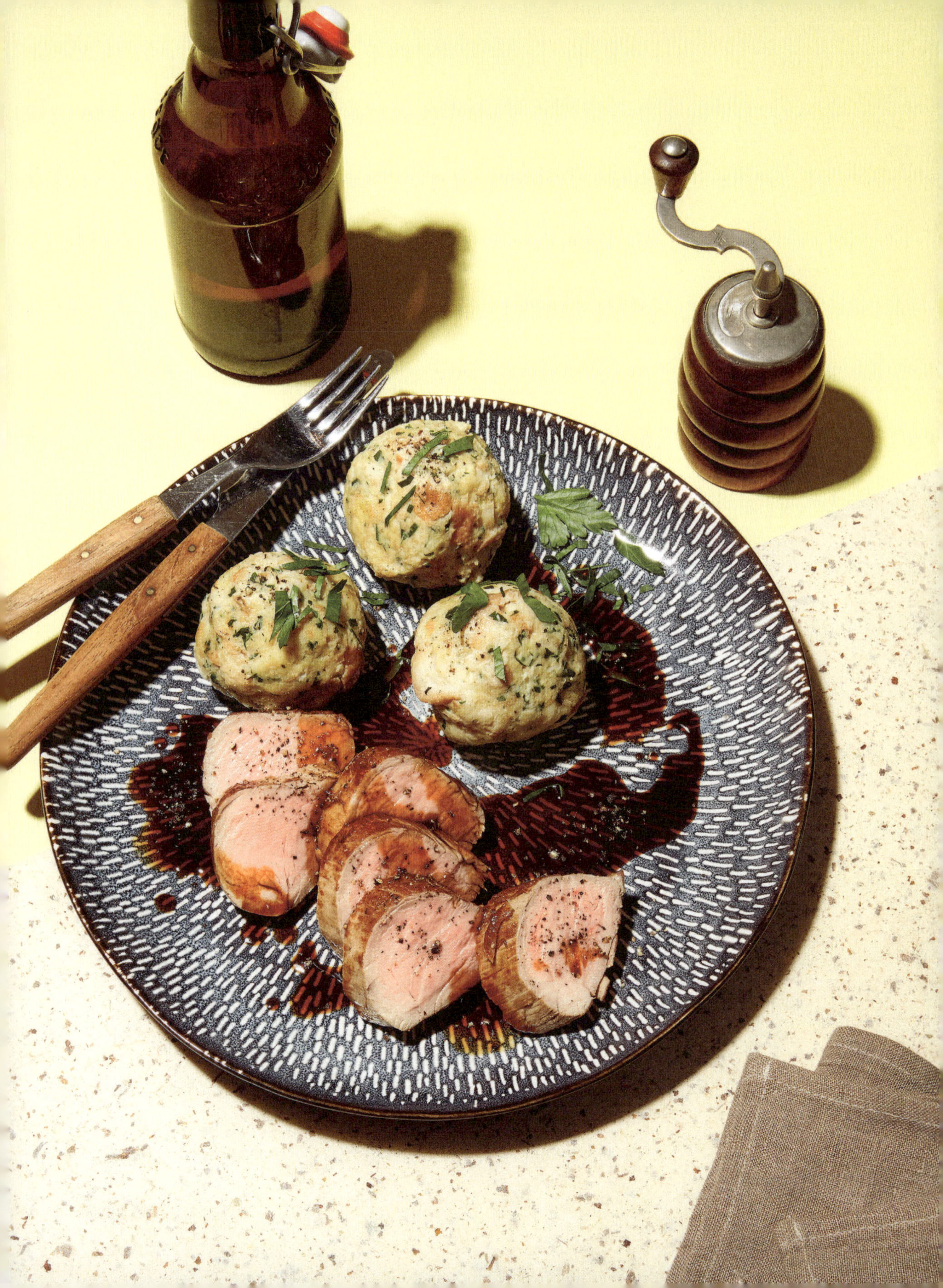

Deftig, kräftig, guat is!

SCHWEINEFILET MIT SEMMELKNÖDEL UND BIERSAUCE

Für 2 (sehr hungrige) Personen
Für Fleisch und Sauce:
1 Zwiebel
1 Knoblauchzehe
3 Zweige Rosmarin
4 Zweige Thymian
1 Schweinefilet (ca. 500 g)
Salz | Pfeffer
2 EL Butter
500 ml dunkles Bier
2 EL Zucker
200 ml Bratenfond
Für die Knödel:
3 Brötchen vom Vortag
1 Zwiebel
1 Handvoll Petersilie
2 EL Butter
150 ml Milch
3 Eier (M)
Salz | Pfeffer
frisch geriebene Muskatnuss
Außerdem:
Auflaufform (ca. 20 × 25 cm)

***Arbeitszeit:** ca. 50 Min.*
***Zeit im Ofen:** ca. 1 Std.*
Das steckt pro Portion drin:
ca. 1195 kcal, 99 g E, 46 g F, 77 g KH

1 Für Fleisch und Sauce den Backofen auf 80° vorheizen. Zwiebel und Knoblauch schälen und fein hacken. Die Kräuter waschen. Das Schweinefilet, wenn nötig, parieren, d.h. von Sehnen befreien, salzen und pfeffern. 1 EL Butter in einer Pfanne zerlassen und das Filet darin von allen Seiten anbraten. Filet, Kräuter, restliche Butter und einen Schluck Bier in die Auflaufform geben und das Filet im warmen Backofen (Mitte) ca. 1 Std. nachziehen lassen.

2 Inzwischen für die Knödel die Brötchen klein würfeln und in eine Schüssel geben. Zwiebel schälen und klein würfeln. Die Petersilie waschen, trocken schütteln, die Blättchen abzupfen und diese hacken. Die Butter in einer Pfanne zerlassen und die Zwiebel darin anschwitzen. Die Milch dazugeben und lauwarm erhitzen. Zwiebel-Milch-Mischung, Petersilie, Eier, Salz, Pfeffer und Muskat zu den Brötchenwürfeln geben und mit den Händen untermengen. Den Teig 20–30 Min. quellen lassen, erneut vermengen und daraus mit angefeuchteten Händen vier Knödel formen. In einem großen Topf reichlich Salzwasser zum Kochen bringen. Die Knödel hineingeben und bei kleiner Hitze zugedeckt in 15–20 Min. gar ziehen lassen. Das Wasser sollte jetzt nicht mehr kochen.

3 Inzwischen im Filetbratfett in der Pfanne Zwiebel und Knoblauch anschwitzen. Den Zucker dazugeben und karamellisieren lassen, dann mit restlichem Bier und Fond aufgießen. Die Sauce bei großer Hitze offen auf ein Viertel reduzieren, durch ein Sieb passieren und mit Salz und Pfeffer abschmecken. Die Knödel mit dem Schaumlöffel aus dem Kochwasser heben. Das Fleisch in Scheiben schneiden, mit Knödeln und Sauce auf zwei Tellern anrichten und servieren.

Fürs Balkon-Dinner zu zweit

RINDERHÜFTSTEAK MIT ORECCHIETTE-SALAT

Für 2 (sehr hungrige) Personen
250 g Orecchiette
Salz
1 rote Paprika
100 g Zuckerschoten
3 EL Olivenöl
150 g getrocknete Tomaten
60 g Rucola
500 g Rinderhüftsteak
1 Knoblauchzehe
1 Zwiebel
1 Stück Ingwer (ca. 5 cm lang)
1 frische rote Chilischote
½ Bio-Zitrone
200 ml Rinderfond
2 EL Sojasauce
2 TL Honig
Pfeffer
Außerdem:
Auflaufform (ca. 30 × 20 cm)

Arbeitszeit: *ca. 35 Min.*
Zeit im Ofen: *ca. 45 Min.*
Das steckt pro Portion drin:
ca. 1315 kcal, 78 g E, 54 g F, 122 g KH

1 Die Orecchiette in reichlich kochendem Salzwasser nach Packungsanweisung bissfest garen, abgießen, kalt abschrecken, abtropfen lassen und in eine Schüssel geben. Paprika waschen, halbieren, von Kernen und weißen Trennwänden befreien, würfeln und zu den Nudeln geben. Zuckerschoten waschen und in mundgerechte Stücke schneiden. Den Backofen auf 80° vorheizen. 2 EL Öl in einer Pfanne erhitzen, die Zuckerschoten darin 2–3 Min. anbraten und zur Nudelmischung geben. Die getrockneten Tomaten in Streifen schneiden. Rucola verlesen, von groben Stielen befreien, waschen und trocken schleudern. Beides zum Salat geben.

2 Das Rindfleisch mit Küchenpapier trocken tupfen. In der Pfanne das restliche Öl erhitzen und das Fleisch darin von beiden Seiten scharf anbraten, dann in die Auflaufform legen und im heißen Backofen (Mitte) in 30–45 Min. fertig garen.

3 Knoblauch, Zwiebel und Ingwer schälen und klein würfeln. Chilischote waschen, halbieren, von Kernen und weißen Trennwänden befreien und klein schneiden. Zitronenhälfte heiß waschen, abtrocknen, die Schale abreiben und den Saft auspressen. Knoblauch, Ingwer, Zwiebel und Chili in die Steak-Pfanne geben, 2–3 Min. anbraten, mit Rinderfond ablöschen und bei großer Hitze auf die Hälfte reduzieren. Sojasauce, 1 TL Honig und je 1 TL Zitronenschale und -saft dazugeben. Das Dressing mit Salz, Pfeffer, Honig und Zitronensaft abschmecken. Das Steak aus dem Backofen nehmen und ca. 5 Min. ruhen lassen. Dressing zum Salat geben und unterheben. Das Steak quer zur Faser in Scheiben schneiden und mit Salz und Pfeffer würzen. Den Nudelsalat auf zwei Tellern anrichten, die Steakscheiben an den Salat legen.

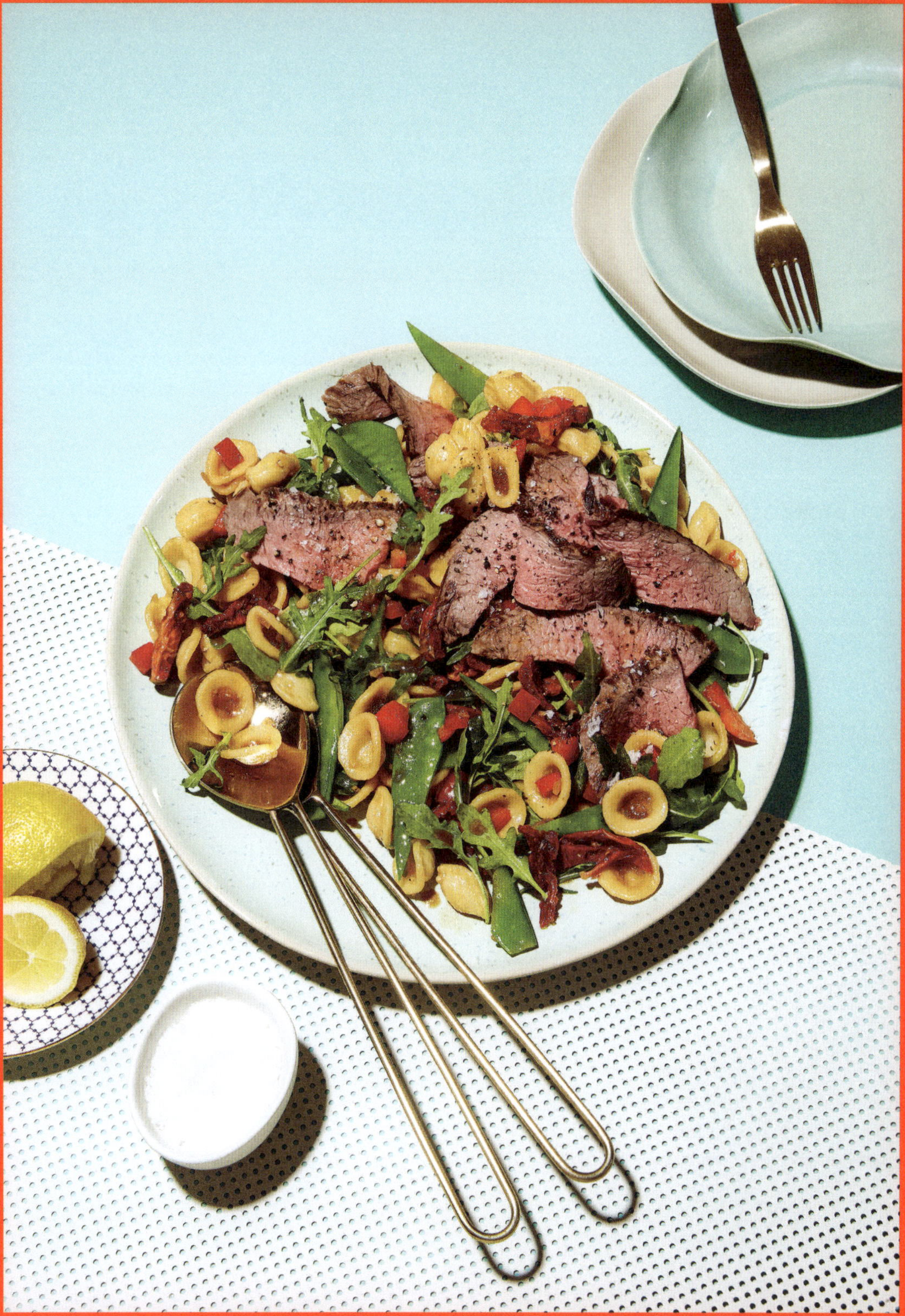

Rühren nicht vergessen!

ZITRONEN-RISOTTO
MIT LACHSFILET

Für 2 Personen
1 Schalotte
1 Knoblauchzehe
1 Bio-Zitrone
350 ml Gemüsebrühe
30 g Parmesan
2 EL Olivenöl
100 g Risotto-Reis (s. Tipp)
150 ml trockener Weißwein
Salz | Pfeffer
2 Lachsfilets mit Haut (à ca. 250 g)

Arbeitszeit: *ca. 40 Min.*
Das steckt pro Portion drin:
ca. 905 kcal, 57 g E, 49 g F, 41 g KH

1 Die Schalotte und den Knoblauch schälen und in kleine Würfel schneiden. Die Zitrone heiß waschen, abtrocknen, die Schale abreiben und den Saft auspressen. Die Gemüsebrühe in einen Topf geben und erhitzen. Den Parmesan reiben.

2 In einem Topf 1 EL Olivenöl erhitzen und Schalotte und Knoblauch darin glasig braten. Reis dazugeben und unter Rühren in ca. 1 Min. auch glasig werden lassen. Zwiebel-Reis-Mischung mit dem Weißwein ablöschen und so lange rühren, bis die Flüssigkeit vollständig verdampft ist.

3 Unter Rühren nach und nach die heiße Gemüsebrühe dazugießen, dabei die Reismischung häufig umrühren. Der Reis sollte immer leicht mit Flüssigkeit bedeckt sein, aber nicht in der Brühe schwimmen. Sobald die Gemüsebrühe beinahe aufgesogen ist, die nächste Portion Brühe dazugeben. Der Risotto ist fertig, wenn der Reis noch leicht bissfest ist und der Risotto eine cremige (schlotzige) Konsistenz hat.

4 Dann Zitronensaft und -schale sowie den geriebenen Parmesan unterrühren. Den Risotto mit Salz und Pfeffer abschmecken und zugedeckt warm halten.

5 Die Lachsfilets mit Küchenpapier trocken tupfen. Das restliche Olivenöl in einer beschichteten Pfanne erhitzen und die Filets darin auf der Hautseite in 2–3 Min. knusprig braten. Den Lachs mit Salz und Pfeffer würzen, anschließend wenden und weitere 2 Min. braten. Risotto und Lachs auf zwei Tellern anrichten und servieren.

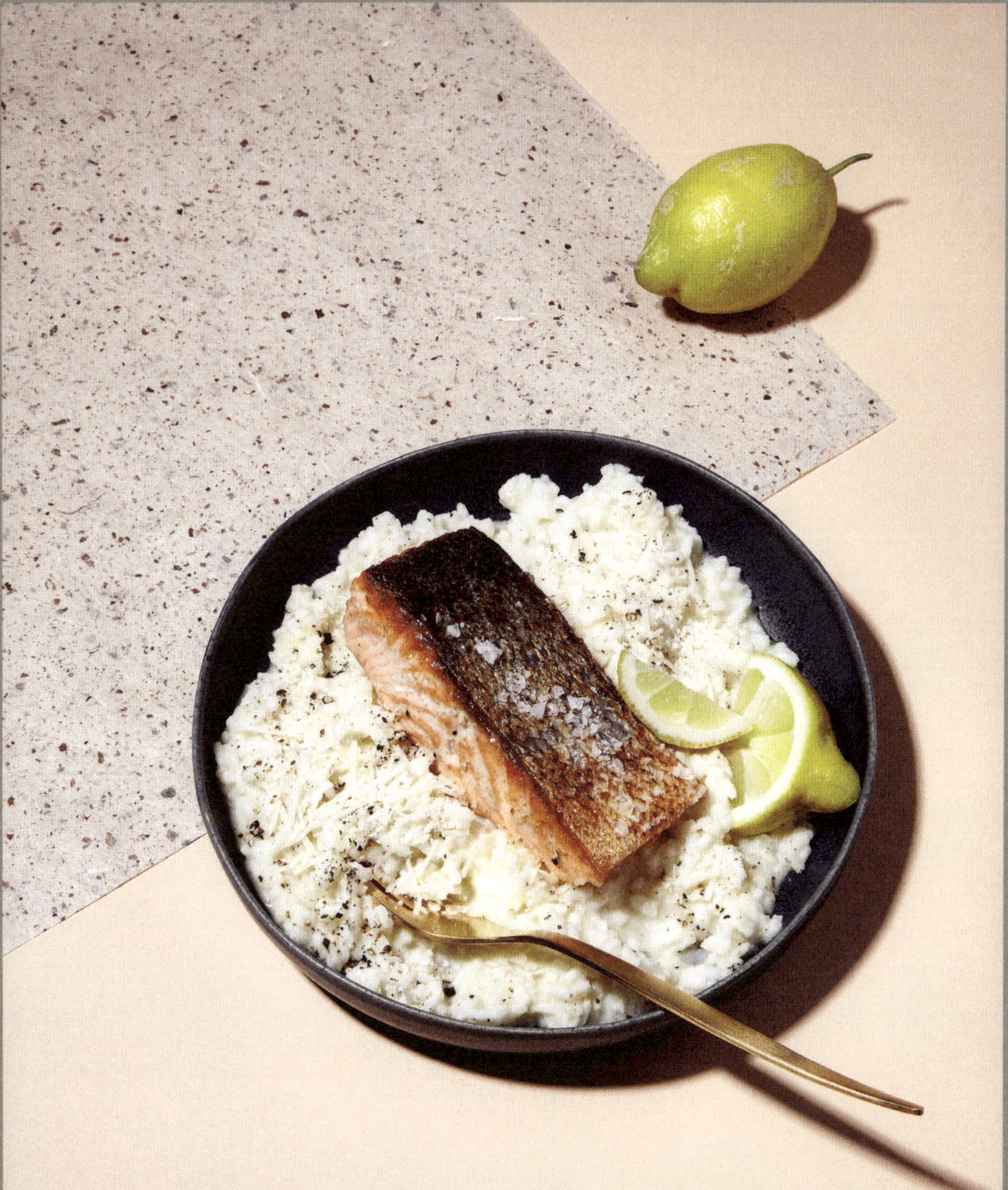

Reis ist nicht gleich Reis
Für dieses Gericht bitte nur italienischen Risotto- bzw. Rundkornreis verwenden, sonst funktioniert's nicht! Denn andere Reissorten haben nicht den Stärkegehalt, der einen Risotto so cremig macht, wie er nun mal sein soll.

Einfach fluffig!

BURGER BUNS

Für 8 ordentliche Burger
500 ml + 4 EL Milch (s. Tipp)
1 Würfel frische Hefe (42 g)
700 g Mehl (Type 405)
100 g Zucker
Salz
8 TL Sesam (hell oder dunkel)
Außerdem:
Mehl zum Arbeiten

Arbeitszeit: *ca. 10 Min.*
Zeit fürs Ruhen: *ca. 2 Std.*
Zeit im Ofen: *ca. 20 Min.*
Das steckt pro Stück drin:
ca. 435 kcal, 14 g E, 6 g F, 80 g KH

1 500 ml Milch in einem Topf leicht erwärmen. Die Hefe dazubröckeln und darin auflösen. Mehl, Zucker, 1 TL Salz und die Hefemilch in eine Rührschüssel geben und mit den Knethaken des Handrührgeräts zu einem glatten Teig verkneten.

2 Den Teig mit einem feuchten Tuch zudecken und ca. 2 Std. an einem warmen Ort ruhen lassen.

3 Den Backofen auf 200° vorheizen. Den Teig auf leicht bemehlter Arbeitsfläche in acht Portionen teilen, diese zu Brötchen formen und mit genügend Abstand zueinander auf ein mit Backpapier belegtes Blech legen. Die Brötchen mit der restlichen Milch bestreichen und mit Sesam bestreuen.

4 Die Brötchen im heißen Ofen (Mitte) in 15–20 Min. goldbraun backen. Buns auskühlen lassen und z. B. den Burger von Seite 126 daraus machen.

Ungemolken!
Statt Milch könnt ihr für einen einzigartigen Geschmack auch Bier verwenden oder Sojadrink als vegane Alternative.

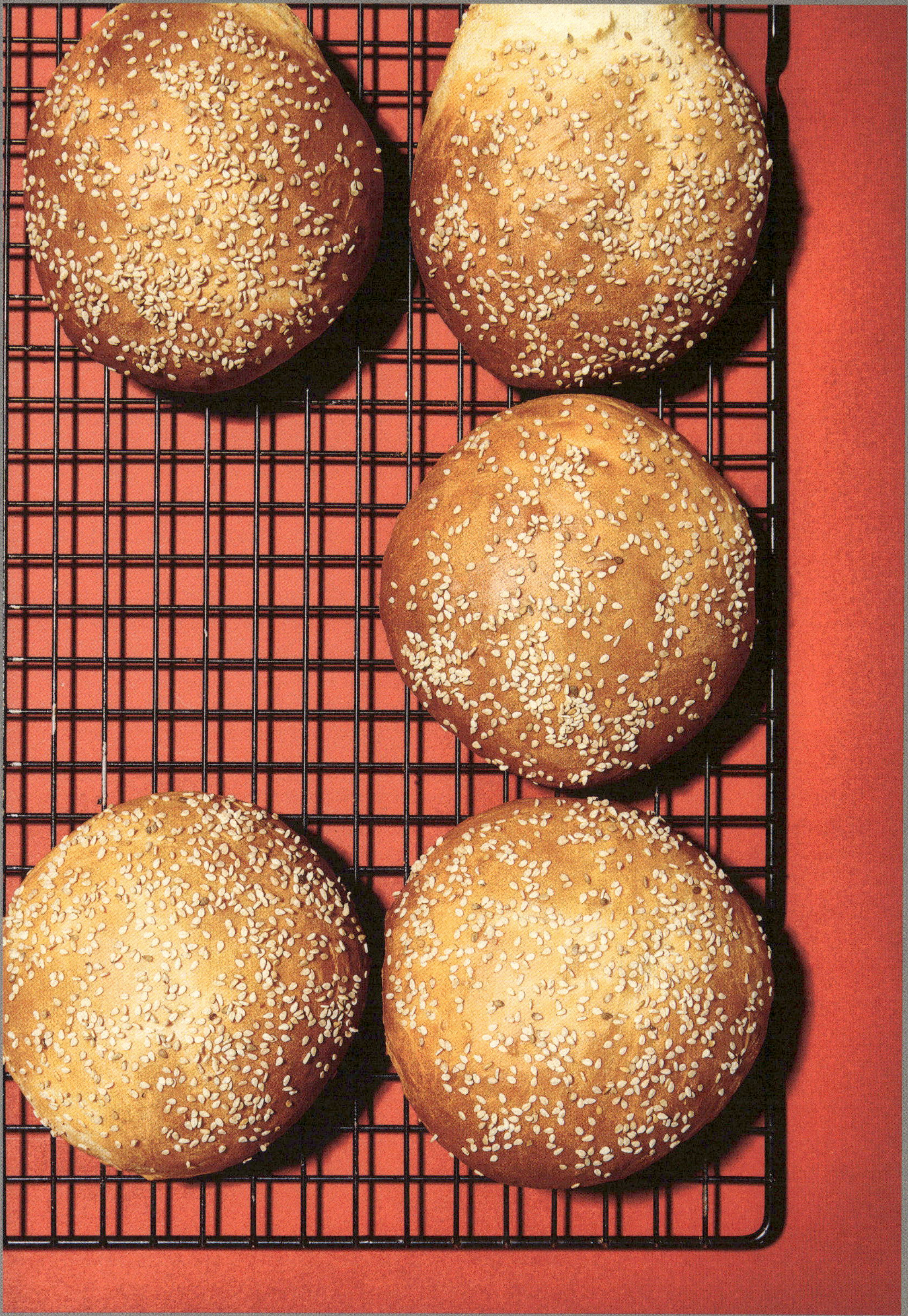

Adeln dich zum Profi!

VEGANE BURGER
HIPSTER STYLE

Für 6 Personen
2 vorwiegend festkochende Kartoffeln
Salz
150 g Quinoa
¼ Salatgurke
3 Tomaten
2 Zwiebeln
1 Knoblauchzehe
50 g Rucola
1 kleines Bund Petersilie
1 Bund Koriandergrün
5 Stängel Basilikum
1 Avocado
15 g Tahin (Sesampaste)
2 EL edelsüßes Paprikapulver
Rauchsalz
Pfeffer
4 EL Zucker
4 EL Olivenöl
200 g passierte Tomaten (Tetra Pak)
6 Scheiben veganer Käse (ca. 150 g)
6 vegane Burber Buns (s. S. 124)

Arbeitszeit: *ca. 1 Std.*
Das steckt pro Portion drin:
ca. 820 kcal, 21 g E, 29 g F, 116 g KH

1 Kartoffeln schälen, würfeln und in kochendem Salzwasser in ca. 20 Min. garen. Quinoa nach Packungsangabe in kochendem Salzwasser garen. Inzwischen die Gurke waschen und in dünne Scheiben schneiden. Tomaten waschen, von den Stielansätzen befreien, 2 Tomaten in Scheiben schneiden, 1 Tomate würfeln. Zwiebeln und Knoblauch schälen. 1 Zwiebel in Ringe schneiden, die restliche Zwiebel und den Knoblauch würfeln. Rucola verlesen, waschen und trocken schleudern. Kräuter waschen, trocken schütteln, die Blätter abzupfen und diese getrennt voneinander hacken. Avocado halbieren, entkernen, schälen und in Streifen schneiden.

2 Quinoa und Kartoffeln abgießen und in einer Schüssel mit Koriander, Petersilie, Tahin und Paprikapulver mischen. Die Masse mit Rauchsalz, Pfeffer und 1 EL Zucker abschmecken, dann mit angefeuchteten Händen zu sechs Patties formen. 1 EL Öl in einem kleinen Topf erhitzen und Zwiebelwürfel und Knoblauch darin anbraten. Den restlichen Zucker dazugeben und karamellisieren lassen. Tomatenwürfel, die passierten Tomaten und das Basilikum dazugeben, aufkochen und ca. 5 Min. offen bei mittlerer Hitze köcheln lassen. Die Sauce mit Rauchsalz und Pfeffer abschmecken.

3 1 EL Öl in einer Pfanne erhitzen. Die Burgerbrötchen in der Mitte durchschneiden und die Schnittflächen kurz in der Pfanne anrösten, dann beiseitestellen. Restliches Öl in der Pfanne erhitzen und die Patties darin bei mittlerer Hitze 3–4 Min. von einer Seite braten. Dann wenden, je 1 Käsescheibe auflegen und die Patties in 3–4 Min. fertig braten. Brötchenboden mit Patty, Tomaten- und Gurkenscheiben, Zwiebelringen, Avocado, Sauce und Rucola belegen, den Brötchendeckel auflegen und die Burger servieren.

Wow-Effekt!

Großartiges Topping für jeden Burger: Karamellfäden. Dazu einfach Zucker in einen kleinen Topf geben und bei mittlerer Hitze unter Rühren karamellisieren lassen. Nun die Masse so weit abkühlen lassen, dass diese nicht mehr von einer Gabel tropft, sondern lange Fäden zieht. Die Gabel durch den Karamell ziehen und über Backpapier schnell hin und her bewegen, damit sich die Fäden auf dem Papier verteilen.

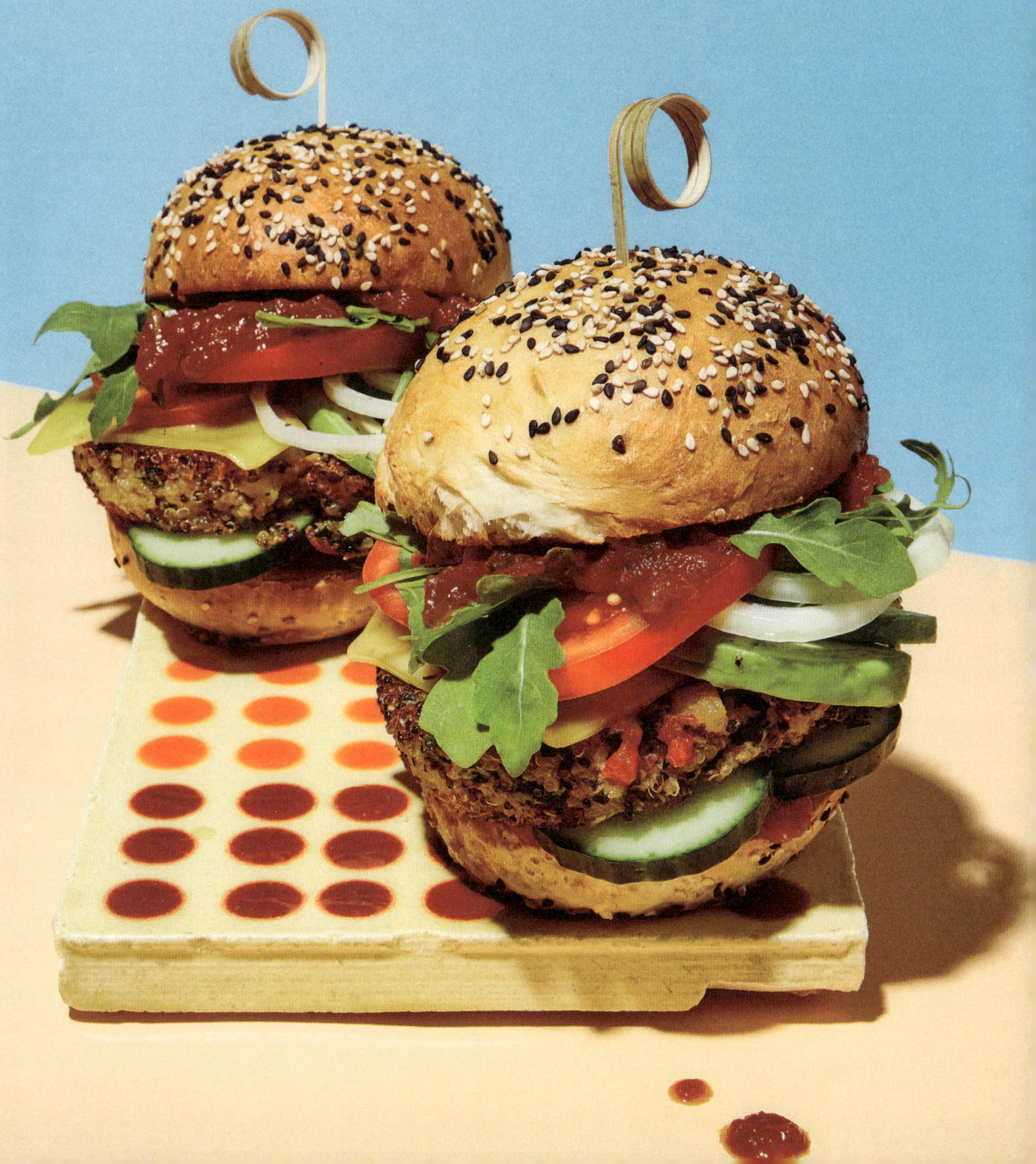

MORI & FRIENDS SPECIAL

Mori kocht mit Dona
Vegane Burger Hipster Style

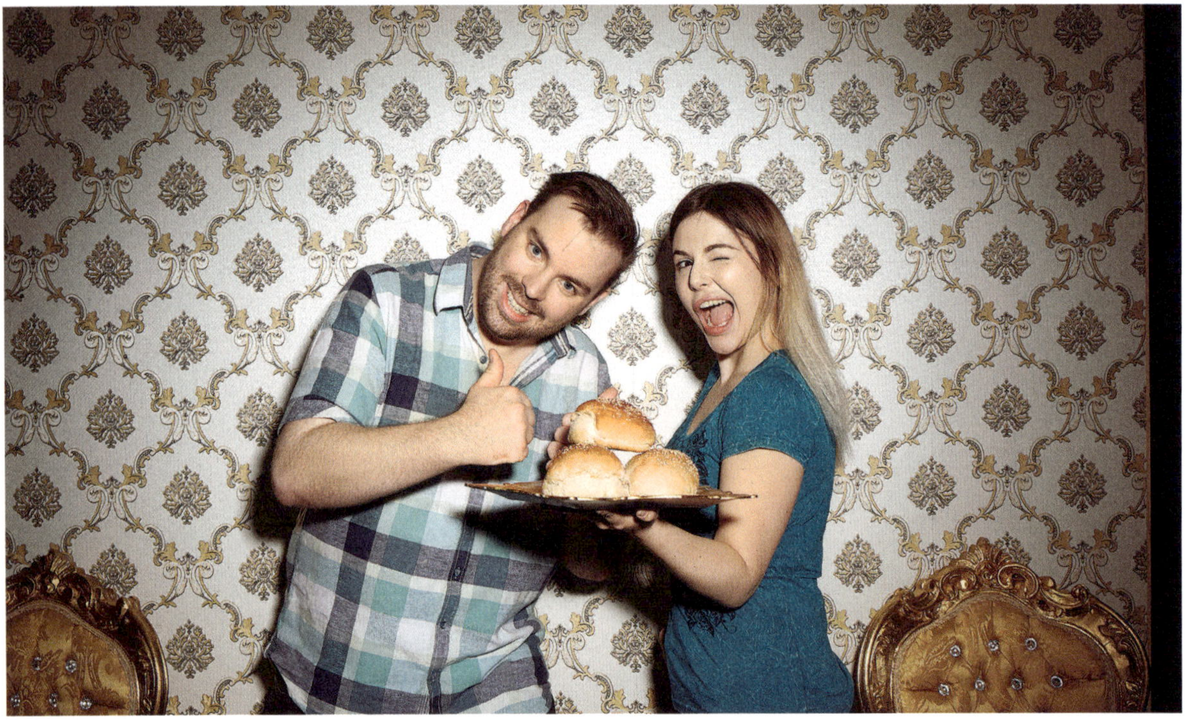

Leckere Burger sind im Trend. Wir kochen eine **vegane Variante** – von vorne bis hinten bzw. von oben bis unten selbst gemacht, sogar die Sauce und die Buns. In Level vier ist eben schon großes Kino geboten. Und hoffentlich stapelt Dona nicht zu hoch!

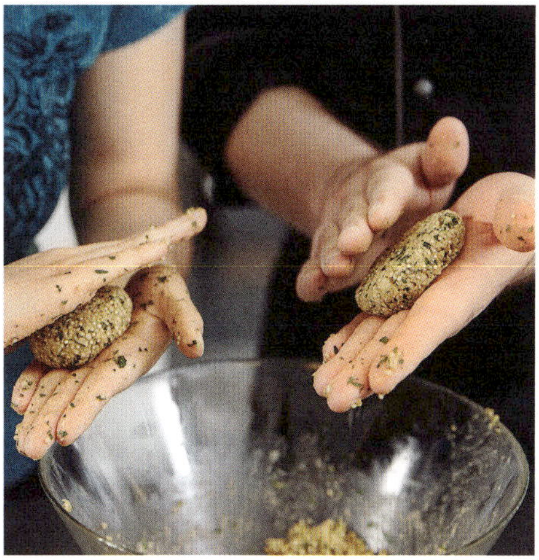

Die Quinoa-Masse formt ihr mit **angefeuchteten Händen** zu Patties, die so groß sind wie der Bun-Durchmesser. So klebt nichts an den Händen fest und die Oberfläche wird schön glatt.

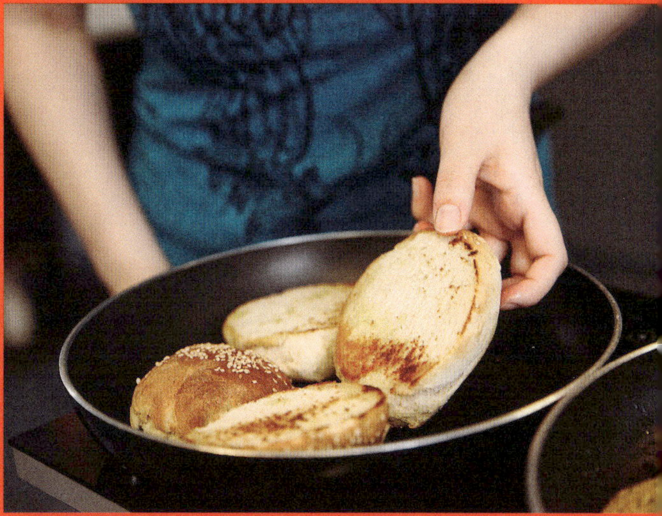

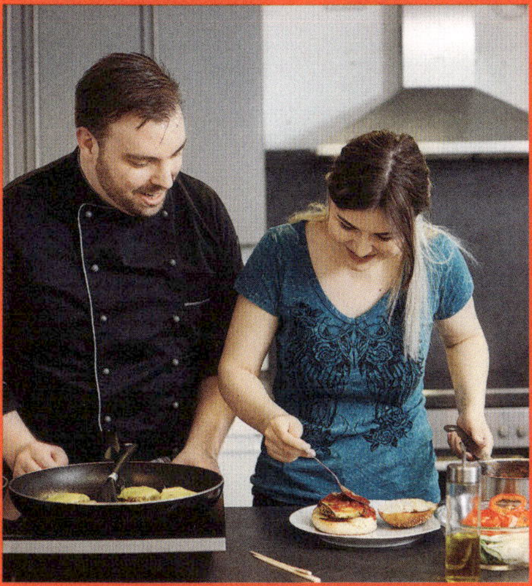

Die Burger Buns könnt ihr bei vielen Essern auch im **Backofen** anrösten – ansonsten klappt das ganz wunderbar in der Pfanne.

Oriental Streetfood

FALAFEL MIT AIOLI

Für 4 Personen

Für die Aioli:

2 Knoblauchzehen

2 zimmerwarme Eigelb (M)

1 TL milder Senf

Zucker | Salz

1 EL Zitronensaft

200 ml Rapsöl

Für die Falafel:

2 Dosen Kichererbsen (ca. 500 g Abtropfgewicht)

1 kleines Bund Petersilie

1 Bund Koriandergrün

1 Zwiebel

2 Knoblauchzehen

4 EL Kichererbsenmehl

2 EL Zitronensaft

2 TL Ras el Hanout (orientalische Gewürzmischung)

1 TL gemahlener Kreuzkümmel

Salz | Pfeffer

4 EL Olivenöl

Arbeitszeit: *ca. 40 Min.*

Das steckt pro Portion drin:

ca. 751 kcal, 11 g E, 66 g F, 25 g KH

1 Für die Aioli den Knoblauch schälen und grob hacken. Eigelbe, Knoblauch, Senf, 1 Prise Zucker, 1 Prise Salz und den Zitronensaft in einen hohen Rührbecher geben und mit dem Pürierstab durchmixen. Anschließend zunächst tropfenweise, dann in dünnem Strahl das Rapsöl dazugeben, dabei immer weitermixen und den Pürierstab im Rührbecher von unten nach oben führen, bis eine Mayonnaise entstanden ist, die Stand hat und glänzt. Die Aioli mit Salz und Zucker abschmecken und bis zum Servieren beiseitestellen.

2 Für die Falafel die Kichererbsen in ein Sieb abgießen, kalt abspülen und abtropfen lassen. Petersilie und Koriander waschen, trocken schütteln, die Blättchen abzupfen und diese grob hacken. Zwiebel und Knoblauch schälen und hacken. Dann Kichererbsen, Knoblauch und Zwiebel in einen hohen Rührbecher geben und mit einem Pürierstab pürieren.

3 Koriander, Petersilie, 3 EL Kichererbsenmehl, Zitronensaft, 1 TL Ras el Hanout, Kreuzkümmel, Salz und Pfeffer dazugeben und die Masse noch einmal durchmixen. Die Masse mit Ras el Hanout, Salz und Pfeffer abschmecken und falls sie zu feucht ist, noch 1 EL Kichererbsenmehl untermischen. Mit angefeuchteten Händen aus der Masse Bällchen formen.

4 Das Öl in einer Pfanne erhitzen und die Falafel darin bei mittlerer Hitze von allen Seiten in 4–5 Min. braten. Falafel und Aioli auf vier Tellern anrichten und servieren.

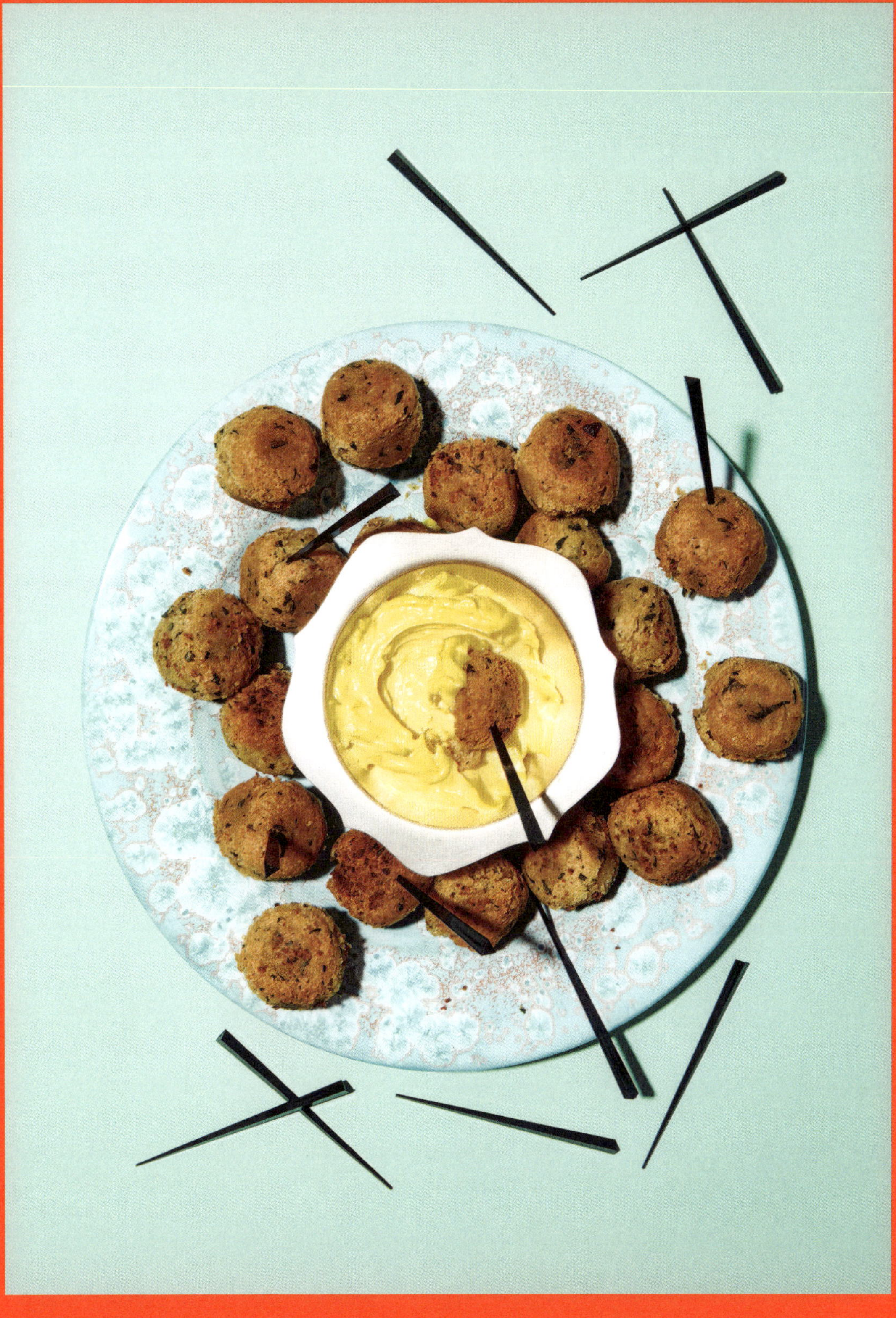

Für alle, die Rosarot sehen!

CRÊPES MIT APFELMUS

Für ca. 10 Stück
Für das Apfelmus:
500 g Äpfel
½ Vanilleschote
80 g Zucker
50 ml Weißwein
25 ml Amaretto
250 ml naturtrüber Apfelsaft
½ Zimtstange
Für die Crêpes:
200 ml Rote-Bete-Saft
200 ml naturtrüber Apfelsaft
100 g Sahne
300 g Mehl (Type 405)
4 Eier (M)
Salz | Zucker
2 EL Öl

Arbeitszeit: *ca. 25 Min.*
Zeit im Topf: *ca. 30 Min.*
Das steckt pro Stück drin:
ca. 270 kcal, 7 g E, 8 g F, 41 g KH

1 Für das Apfelmus die Äpfel vierteln, schälen, von den Kerngehäusen befreien und in kleine Stücke schneiden. Die Vanilleschote längs aufschneiden und das Mark mit einem spitzen Messer herauskratzen.

2 Den Zucker in einen Topf geben und bei mittlerer Hitze unter ständigem Rühren karamellisieren lassen. Die Äpfel dazugeben und darin schwenken. Weißwein, Amaretto, Apfelsaft, Zimtstange sowie Vanillemark und -schote dazugeben. Den Topfinhalt zum Kochen bringen und dann 20–30 Min. bei mittlerer Hitze zugedeckt köcheln lassen. Die Zimtstange und die Vanilleschote entfernen und die Äpfel pürieren.

3 Für die Crêpes Rote-Bete- sowie Apfelsaft, Sahne, Mehl, Eier und je 1 Prise Salz und Zucker in eine Rührschüssel geben und mit einem Schneebesen oder den Rührbesen des Handrührgeräts zu einem glatten Teig verrühren.

4 Eine beschichtete Pfanne mit etwas Öl auspinseln und erhitzen. Eine Schöpfkelle Teig hineingeben, durch Schwenken am Pfannenboden verteilen und bei mittlerer Hitze stocken lassen. Dann den Crêpe wenden und fertig backen. Aus dem restlichen Teig auf die gleiche Art und Weise noch etwa neun weitere Crêpes backen. Die Crêpes aufrollen auf zwei Tellern anrichten und mit dem Apfelmus servieren.

Pimp it up!
Die Crêpes mit Mascarpone bestreichen und etwas abgeriebene Bio-Zitronenschale aufstreuen. Die Crêpes einrollen, quer in Stücke schneiden und mit dem Apfelmus servieren.

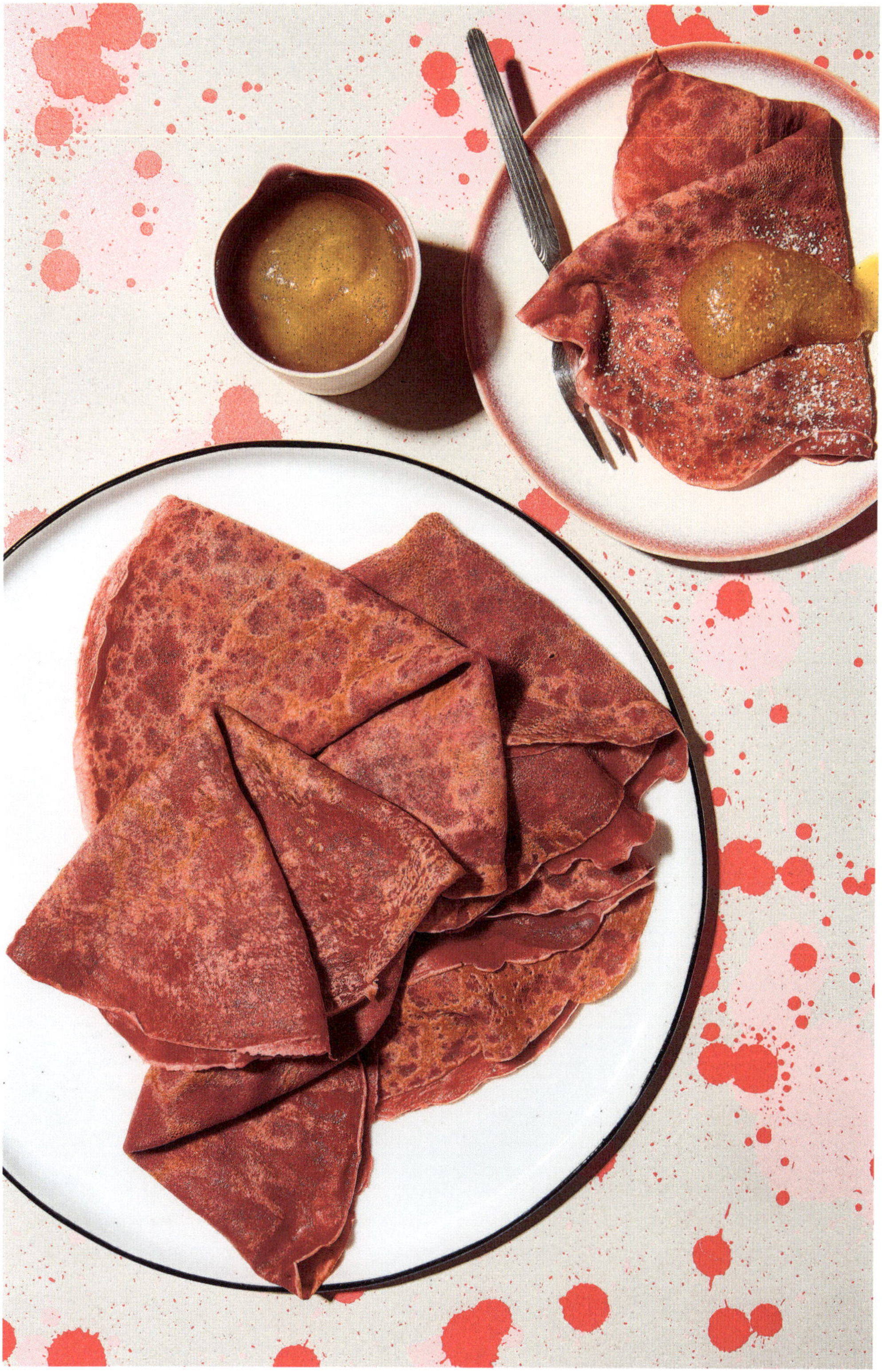

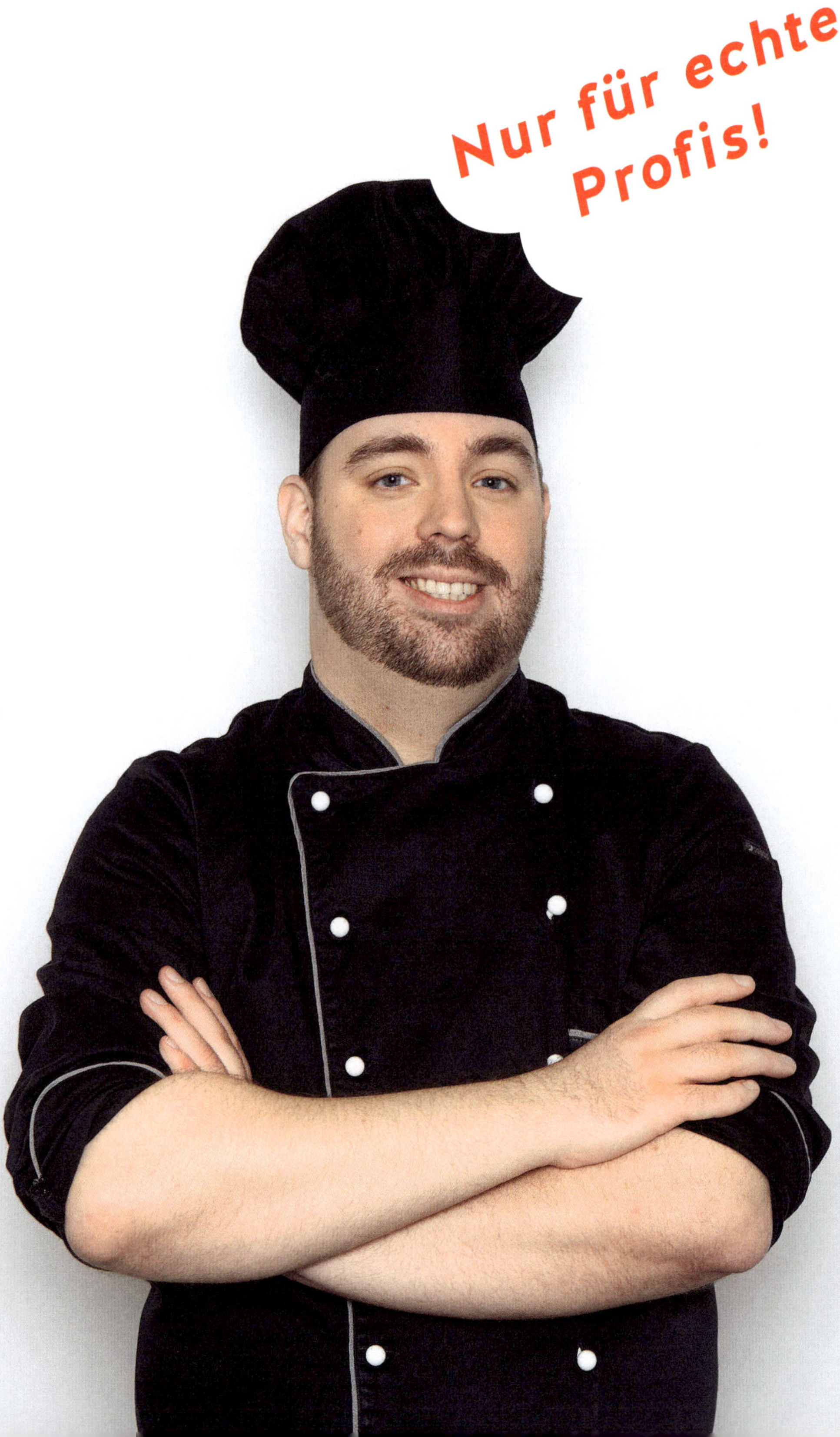
Nur für echte
Profis!

BONUS-LEVEL

REZEPTE VON NACHO BURGER BIS FRITTIERTE GARNELEN MIT PANKO

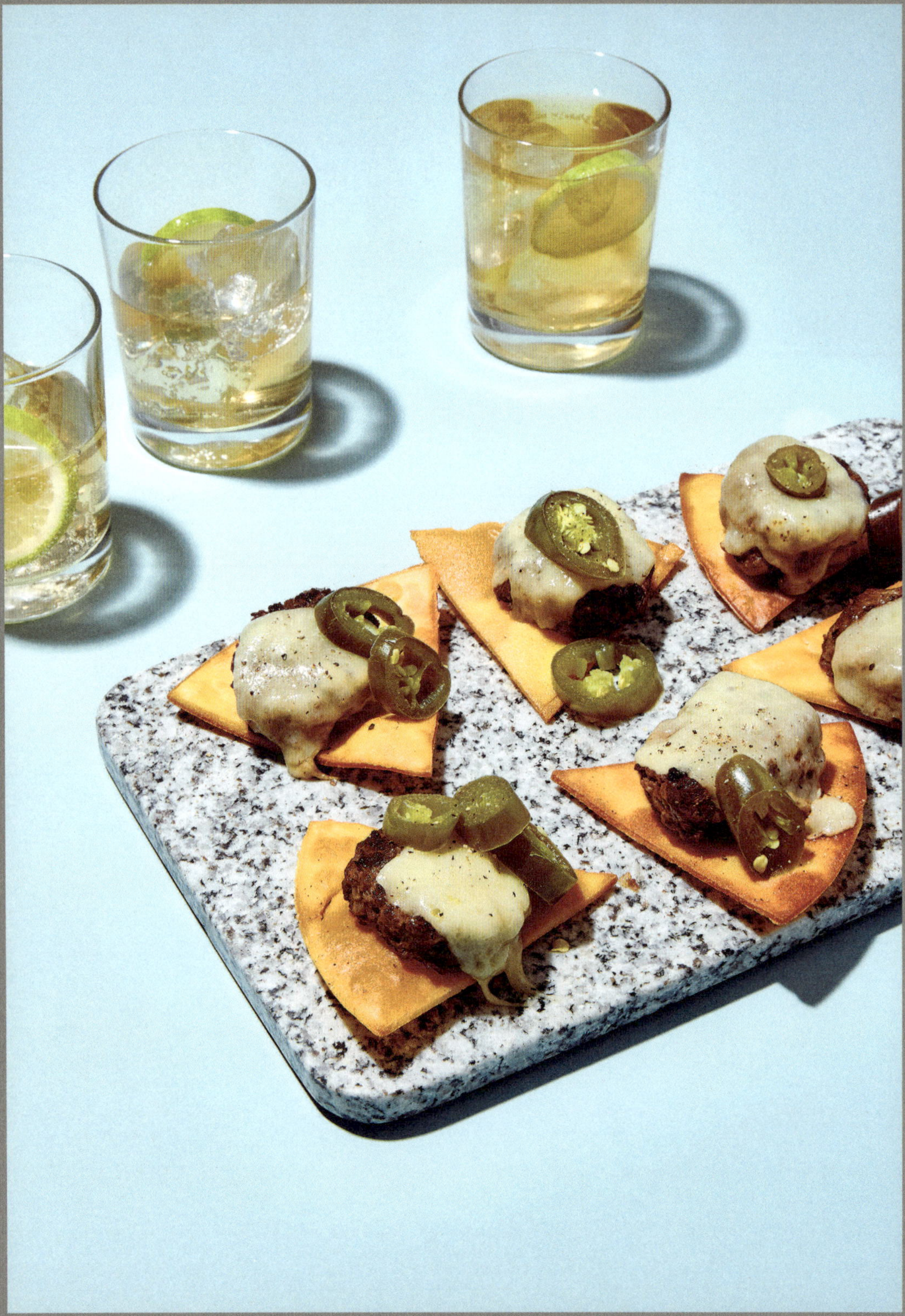

Von der Hand in den Mund

NACHO BURGER

Für 12 Burger
Für die Nachos:
125 g Maismehl
50 g Mehl (Type 405)
Salz
½ EL Öl
1 TL edelsüßes Paprikapulver
Für die Patties:
1 Zwiebel
500 g Rinderhackfleisch
2 TL milder Senf
2 TL getrockneter Oregano
1 TL edelsüßes Paprikapulver
Salz | Pfeffer
2 EL Öl
200 g Cheddar (in Scheiben)
100 g Jalapeños
Außerdem:
Mehl zum Arbeiten
2 l Öl zum Frittieren

***Arbeitszeit:** ca. 45 Min.*
Das steckt pro Stück drin:
ca. 340 kcal, 15 g E, 24 g F, 15 g KH

1 Für die Nachos Mehl und Maismehl, 75 ml Wasser, 1 Prise Salz und das Öl in eine Schüssel geben und vermengen, bis ein glatter, nicht mehr klebender Teig entstanden ist. Den Teig in zwei Portionen teilen und diese auf leicht bemehlter Arbeitsfläche zu runden 1–2 mm dicken Tortillas ausrollen. Sie sollen etwas dicker als die Nacho-Chips aus dem Supermarkt sein, aber noch dünn genug, dass sie knusprig werden.

2 Die Tortillas nacheinander in einer Pfanne ohne Öl von beiden Seiten jeweils 1–2 Min. backen und anschließend wie eine Pizza in je sechs Dreiecke schneiden.

3 In einem weiten Topf das Öl zum Frittieren stark erhitzen. Wenn an einem ins Öl gehaltenen Holzkochlöffelstiel Bläschen aufsteigen, ist es heiß genug. Die Tortillaecken im heißen Öl 1–2 Min. frittieren, dann mit einem Schaumlöffel aus dem Topf heben, auf Küchenpapier entfetten und mit Salz und Paprikapulver bestreuen.

4 Für die Patties die Zwiebel schälen und in kleine Würfel schneiden. Zwiebel, Hackfleisch, Senf, Oregano, Paprikapulver, Salz und Pfeffer in eine Schüssel geben und mit den Händen gut vermengen. Mit angefeuchteten Händen aus der Hackfleischmasse zwölf kleine Burgerpatties formen.

5 Das Öl in einer großen beschichteten Pfanne erhitzen, die Patties darin von einer Seite 4–5 Min. anbraten, dann wenden, mit dem Cheddar belegen und die Patties fertig braten. Auf jede Nachoecke je 1 Patty und Jalapeños legen. Nacho Burger auf eine Platte setzen und servieren.

Partyfood vom Feinsten

PULLED-PORK-BURGER MIT BIERSAUCE

Für 16 Burger
3 kg Schweineschulter (am Stück)
5 EL Rauchsalz
3 EL geräuchertes Paprikapulver
8 TL milder Senf
100 g Tomatenmark
2 EL + 150 g brauner Zucker
2 Knoblauchzehen
3 l Bier (z. B. Helles)
½ große Gemüsezwiebel
Pfeffer
200 g passierte Tomaten (Tetra Pak)
2 EL Öl
16 Burger Buns (Rezept s. S. 124)
Außerdem:
Auflaufform (ca. 30 × 25 × 5 cm)

Arbeitszeit: *ca. 45 Min.*
Zeit im Ofen: *ca. 14 Std.*
Zeit fürs Marinieren: *ca. 24 Std.*
Das steckt pro Stück drin:
ca. 970 kcal, 47 g E, 38 g F, 89 g KH

1 Fleisch mit 4 EL Rauchsalz, 3 EL geräuchertem Paprikapulver, 5 TL Senf, dem Tomatenmark sowie 2 EL braunem Zucker einreiben und in eine verschließbare Schüssel legen. Knoblauch schälen, grob hacken und zusammen mit 1 l Bier dazugeben. Das Fleisch sollte von der Flüssigkeit komplett bedeckt sein. Die Schweineschulter zugedeckt im Kühlschrank ca. 24 Std. marinieren lassen.

2 Am nächsten Tag den Backofen auf 100° vorheizen. Die Schweineschulter auf den Backofenrost legen. Die Hälfte der Marinade und 500 ml Bier in die Auflaufform geben, diese auf ein Backblech stellen und auf der 2. Schiene von unten in den heißen Backofen schieben. Das Fleisch auf dem Rost auf mittlerer Schiene in den Ofen schieben und 12–14 Std. garen, bis eine Kerntemperatur von 90–94° erreicht ist. Zwischendurch ein- bis zweimal je ca. 600 ml Bier in die Auflaufform nachfüllen, sollte die Flüssigkeit darin verdunstet sein. Inzwischen die restliche Marinade in einem Topf geben und offen bei großer Hitze auf etwa ein Viertel reduzieren. Die Zwiebel schälen und würfeln.

3 Die fertige Schweineschulter in Alufolie wickeln und ca. 15 Min. ruhen lassen. Inzwischen das Öl in einer Pfanne erhitzen und die Zwiebel darin anbraten. Restlichen Zucker dazugeben, karamellisieren lassen und 300 ml Bier, die reduzierte Marinade sowie den Inhalt der Auflaufform dazugeben. Den Ansatz auf etwa die Hälfte reduzieren, passierte Tomaten dazugeben und die Sauce mit restlichem Senf und Rauchsalz abschmecken. Das Fleisch mit zwei Gabeln zerzupfen. Die Burger Buns halbieren, toasten und mit der Sauce bestreichen. Pulled Pork und etwas Coleslaw (s. Tipp) auf die Sauce geben und den Brötchendeckel auflegen.

Und dazu?

Coleslaw: Etwa 5 Std. vor Ende der Pulled-Pork-Garzeit ¼ Weißkohl waschen, in feine Streifen hobeln. 2 Möhren putzen, schälen und raspeln. ½ Gemüsezwiebel schälen, klein würfeln und zusammen mit Möhren und Kohl in eine Schüssel geben. 3–4 EL Mayonnaise, 1–2 TL Senf, 150 ml Radler und 100 ml Milch, etwas Salz, Pfeffer und 100 g Zucker dazugeben und den Salat gut durchkneten. Den Salat bis zum Servieren im Kühlschrank durchziehen lassen.

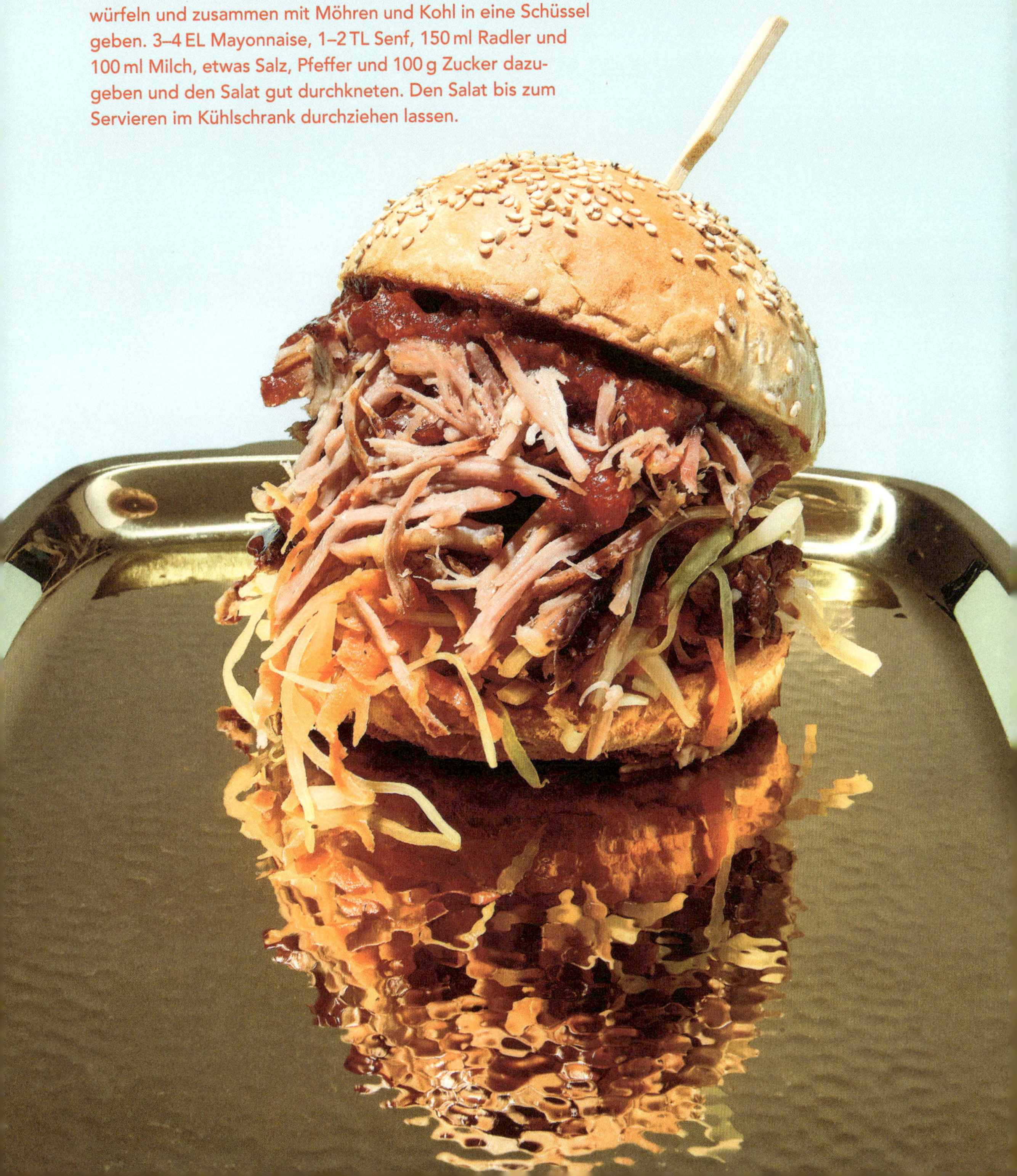

Wie vom Italiener!

GEMÜSEPASTA AGLIO E OLIO

Für 4 (sehr hungrige) Personen
Für die Pasta:
300 g Mehl (Type 00)
3 Eigelb (M)
1 Ei (M)
Salz
1 EL Olivenöl
Für das Gemüse:
6 Knoblauchzehen
300 g Möhren
300 g Zucchini
1 Bund Petersilie
100 ml Olivenöl
Salz | Pfeffer
Außerdem:
Spiralschneider

***Arbeitszeit:** ca. 1 Std. 30 Min.*
***Zeit fürs Ruhen:** ca. 30 Min.*
Das steckt pro Portion drin:
ca. 615 kcal, 14 g E, 35 g F, 61 g KH

1 Für die Nudeln das Mehl auf die Arbeitsplatte häufen und eine Mulde hineindrücken. Eigelbe, Ei, 1 TL Salz und Olivenöl in die Mulde geben. Mit einer Gabel die Eier verquirlen und nach und nach Mehl vom Rand dazurühren, bis der Pastateig fester geworden ist. Dann den Teig mit den Händen durchgeknetet, bis er nicht mehr klebt. Nudelteig zu einer Kugel formen, in Frischhaltefolie wickeln und an einem warmen Ort mindestens 30 Min. ruhen lassen.

2 Inzwischen für das Gemüse den Knoblauch schälen und fein hacken. Möhren und Zucchini putzen, waschen und mit dem Spiralschneider oder einem scharfen Messer in dünne Streifen schneiden. Die Petersilie waschen, trocken schütteln, die Blättchen abzupfen und diese hacken.

3 Für die Pasta reichlich Salzwasser in einem großen Topf aufkochen. Den Nudelteig auf leicht bemehlter Arbeitsfläche sehr dünn ausrollen, längs zusammenfalten und dann quer in 5–10 mm breite Bandnudeln schneiden. Diese im kochenden Salzwasser in 3–4 Min. garen, bis sie an die Wasseroberfläche steigen, dann in ein Sieb abgießen und abtropfen lassen.

4 Das Olivenöl fürs Gemüse in einer großen Pfanne erhitzen und den Knoblauch darin anschwitzen. Gemüsestreifen hinzugeben und mitbraten. Bandnudeln und gehackte Petersilie untermischen. Die Pasta mit Salz und Pfeffer abschmecken, auf vier tiefen Tellern anrichten und servieren. Nach Belieben noch frisch geriebenen Parmesan darüberstreuen.

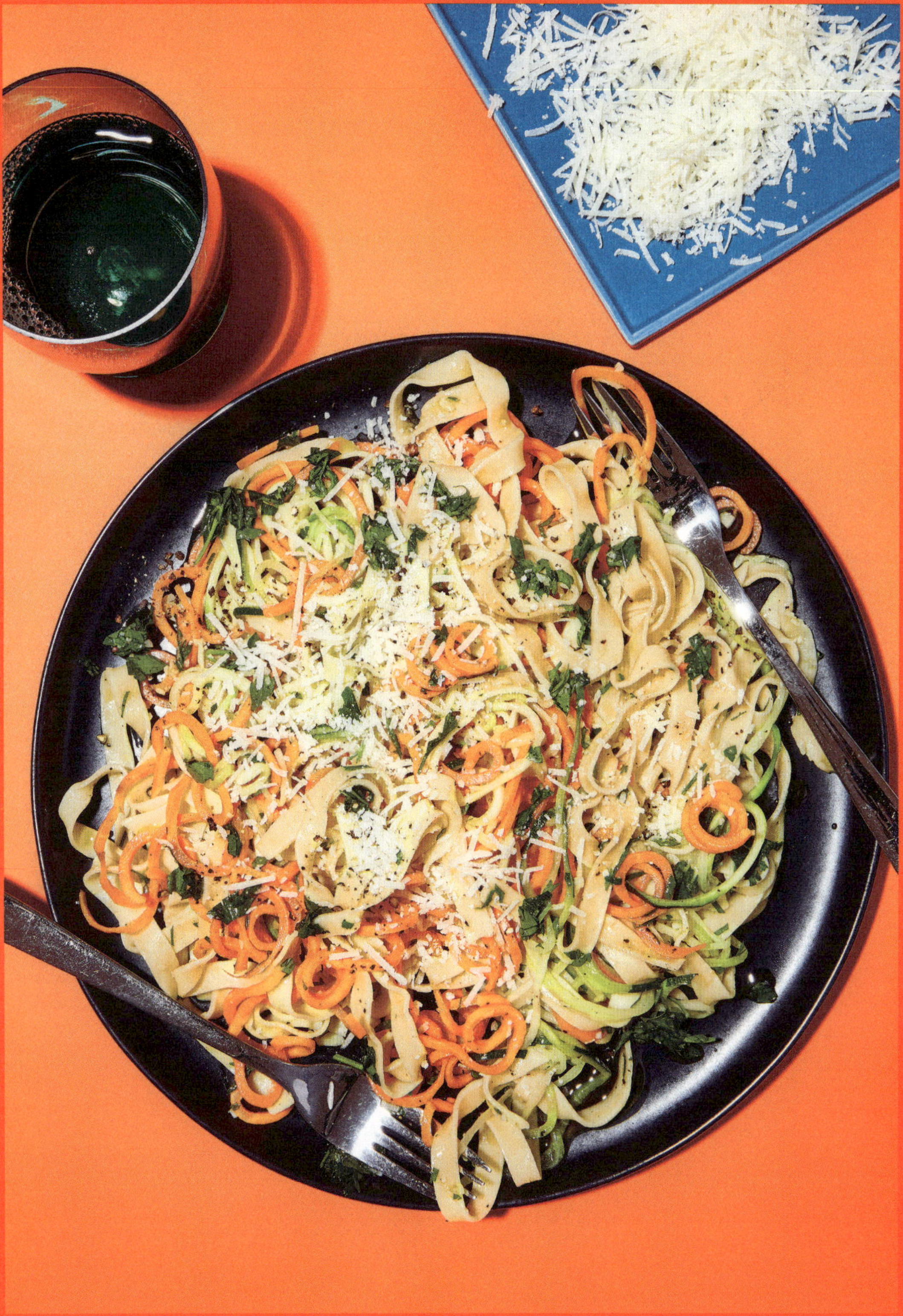

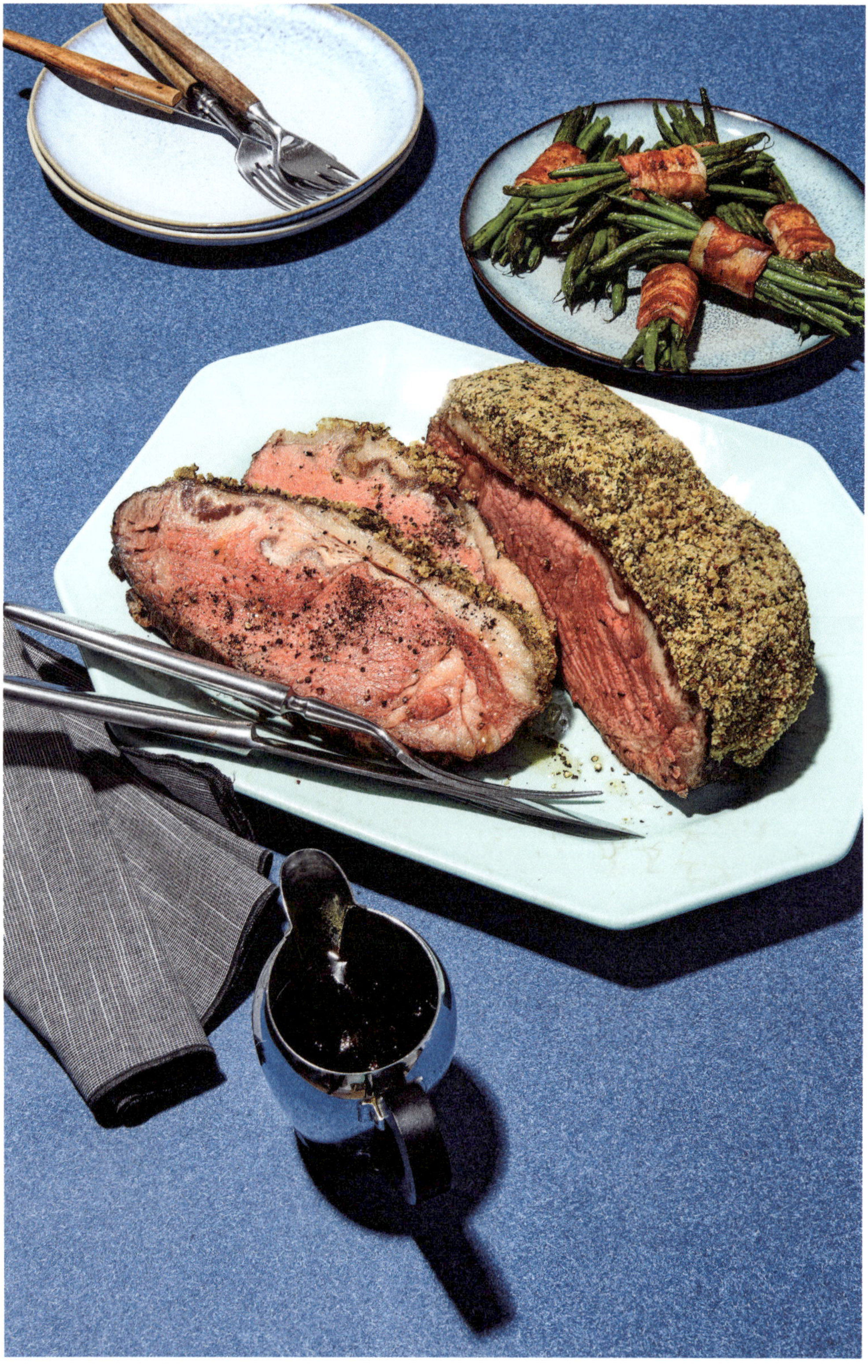

Für Festtage aller Art

ROASTBEEF MIT KRÄUTERKRUSTE

Für 6 Personen
1 kg Roastbeef
Salz | Pfeffer
2 Zweige Rosmarin
2 Zweige Thymian
1 Bund Petersilie
100 g + 4 EL weiche Butter
80 g Semmelbrösel
3 TL grober Senf
3 EL Öl
2 Zwiebeln
1 EL Zucker
700 ml Portwein
400 ml Kalbsfond
400 g Prinzessbohnen
12 Scheiben Frühstücksspeck

Arbeitszeit: *ca. 40 Min.*
Zeit im Ofen: *ca. 1 Std. 30 Min.*
Das steckt pro Portion drin:
ca. 780 kcal, 41 g E, 40 g F, 33 g KH

1 Das Roastbeef mit Küchenpapier trocken tupfen und mit einem scharfen Messer die Sehnen und Häute abschneiden, nicht aber den typischen Fettrand. Das Fleisch rundherum mit Salz und Pfeffer einreiben.

2 Den Backofen auf 100° vorheizen. Die Kräuter waschen, trocken schütteln, die Blättchen bzw. Nadeln abzupfen und diese hacken. Kräuter, 100 g weiche Butter, Semmelbrösel, Senf, Salz und Pfeffer in eine Schüssel geben und mit einer Gabel zu einer Paste vermengen.

3 Das Öl in einer Pfanne erhitzen und das Roastbeef darin von allen Seiten kurz anbraten. Kräuterbutter auf dem Fettrand des Roastbeef verteilen und andrücken. Roastbeef auf ein Blech legen und im heißen Ofen (Mitte) in 60–90 Min. rosa garen. Die Kerntemperatur sollte 52–54° betragen.

4 Inzwischen die Zwiebeln schälen und fein würfeln. Dann 2 EL Butter im Bratfett in der Pfanne erhitzen und die Zwiebeln darin anschwitzen. Zucker zugeben und karamellisieren. Portwein und Kalbsfond angießen, auf mindestens ein Viertel reduzieren und mit Salz und Pfeffer abschmecken.

5 Inzwischen die Bohnen putzen und in reichlich kochendem Salzwasser ca. 2 Min. garen, dann in ein Sieb abgießen und kalt abschrecken. Bohnen in zwölf Portionen teilen, jede Portion quer auf 1 Scheibe Speck legen und darin einrollen. Die restliche Butter in einer Pfanne erhitzen und die Speckbohnen darin portionsweise rundherum anbraten. Roastbeef in dünne Scheiben schneiden, zusammen mit Speckbohnen und Sauce auf sechs Tellern anrichten und servieren. Dazu schmeckt auch noch Kartoffelpüree (s. S. 62).

MORI & FRIENDS SPECIAL

Mori kocht mit Knochen

Roastbeef mit Kräuterkruste

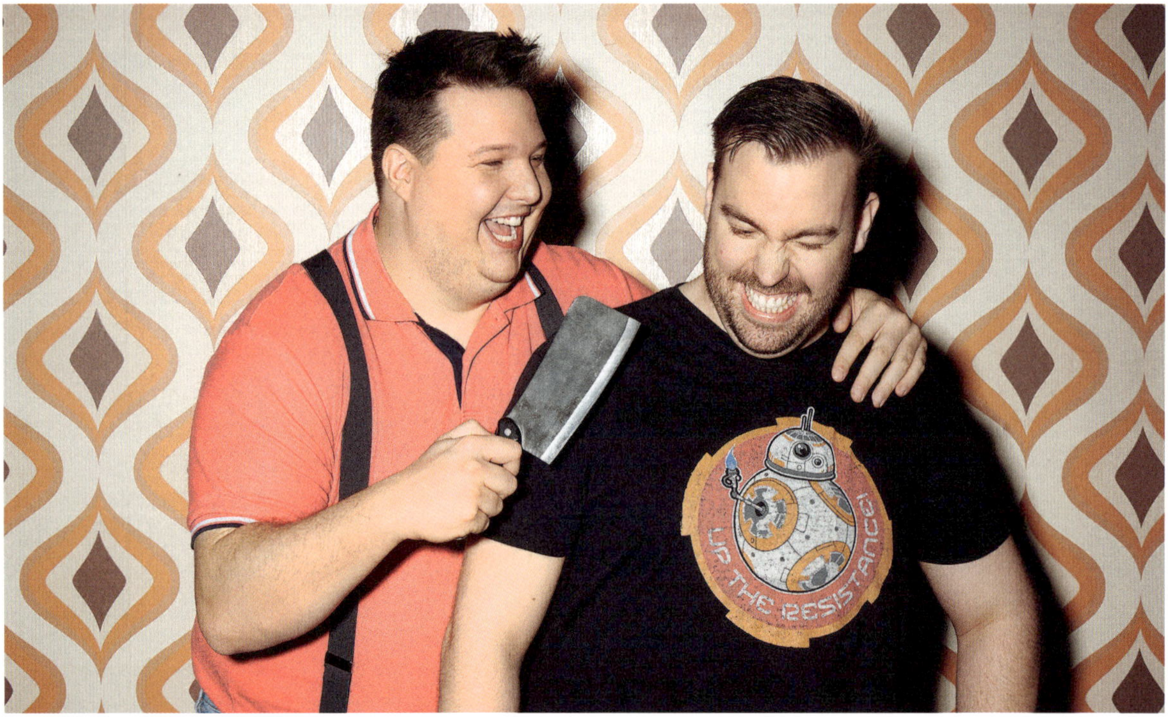

Das Hackebeilchen kannst du wegstecken, Knochen! Hol lieber die Butter für die **Kräuterkruste** aus dem Kühlschrank, damit sie schön weich wird. Und auch unserem Roastbeef schadet es nicht, wenn es vor dem Braten Zimmertemperatur annehmen darf.

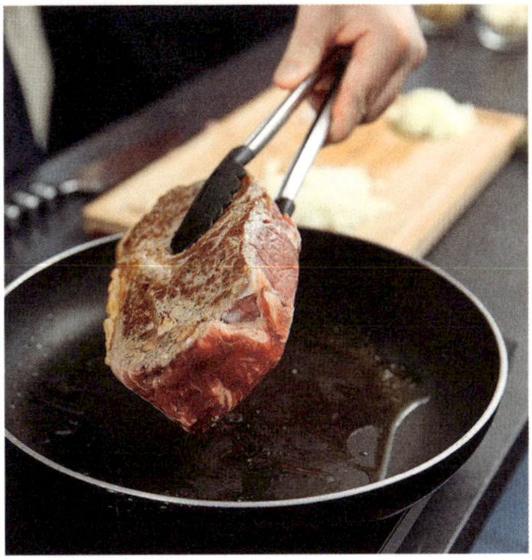

In die Pfanne kommt das Fleisch nur kurz, aber dafür bei großer Hitze – **scharf anbraten** nennt man das. Und danach darf es sich im Ofen bei angenehmen Temperaturen entspannen.

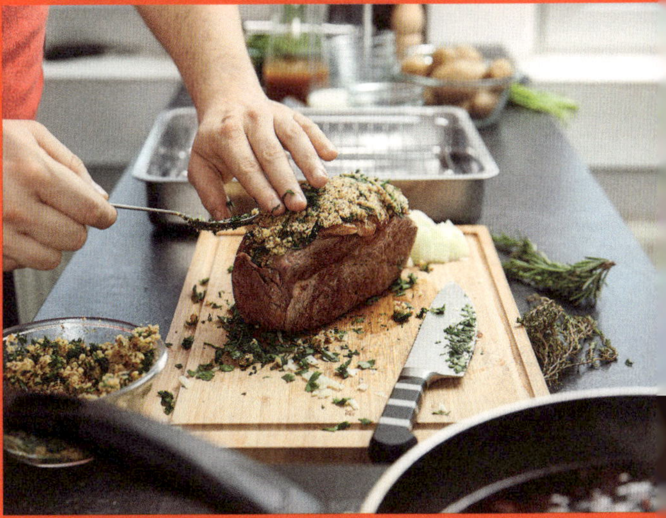

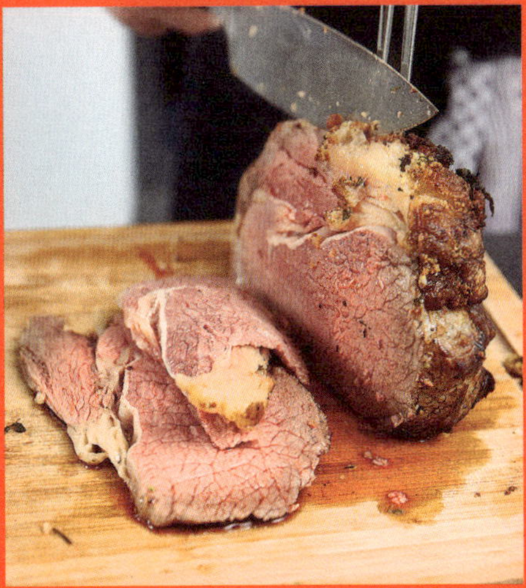

Zum Aufschneiden unbedingt ein **superscharfes Messer** verwenden oder ein Elektromesser, denn hauchdünn schmeckt's am besten.

Korean BBQ

BULGOGI VOM SCHWEIN

Für 4 Personen

1 Zwiebel
1 Stück Ingwer (ca. 4 cm lang)
1 Nashi-Birne (ersatzweise 1 große süße Birne)
1 EL helle Sojasauce
3 EL Misopaste
3 EL Gochujangpaste (koreanische Chilipaste; Asialaden; ersatzweise rote Currypaste)
1 EL Zucker
Pfeffer
1 EL geröstetes Sesamöl
1 EL Mirin (Reiswein)
600 g Schweinebauch
Salz

Arbeitszeit: *ca. 35 Min.*
Zeit fürs Marinieren: *mind. 1 Std.*
Das steckt pro Portion drin:
ca. 480 kcal, 28 g E, 35 g F, 12 g KH

1 Zwiebel und Ingwer schälen und klein würfeln. Die Birne waschen, vierteln, vom Kerngehäuse befreien und ebenfalls würfeln. Birnen-, Zwiebel- und Ingwerwürfel in einen hohen Rührbecher geben und mit dem Pürierstab pürieren.

2 Sojasauce, Misopaste, Gochujangpaste, Zucker, Pfeffer, Sesamöl und Mirin in eine Schale geben, verrühren und die Mischung unter das Birnen-Zwiebel-Püree heben.

3 Schweinebauch in ca. 1 cm dicke Scheiben schneiden, diese zusammen mit dem Birnenpüree in eine Schüssel geben und zugedeckt mindestens 1 Std., besser jedoch über Nacht im Kühlschrank marinieren.

4 Das marinierte Fleisch etwas abtropfen lassen und auf dem Grill oder wahlweise in einer sehr heißen Pfanne 4–5 Min. von beiden Seiten braten. Die Fleischscheiben auf vier Tellern anrichten und servieren. Dazu passt Kimchi oder ein asiatischer Glasnudelsalat.

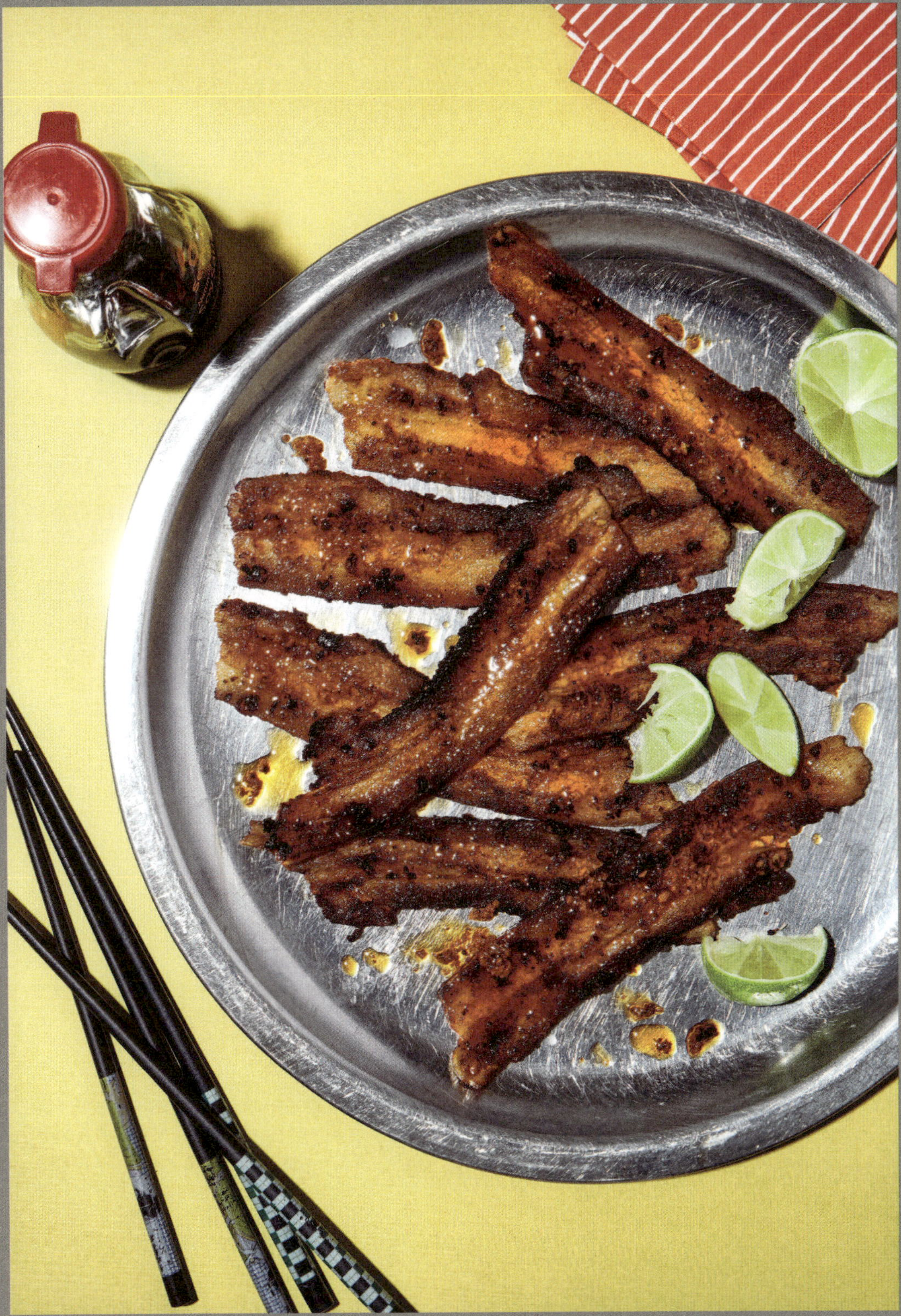

MORI & FRIENDS SPECIAL

Mori kocht mit Jin-A
Bulgogi vom Schwein

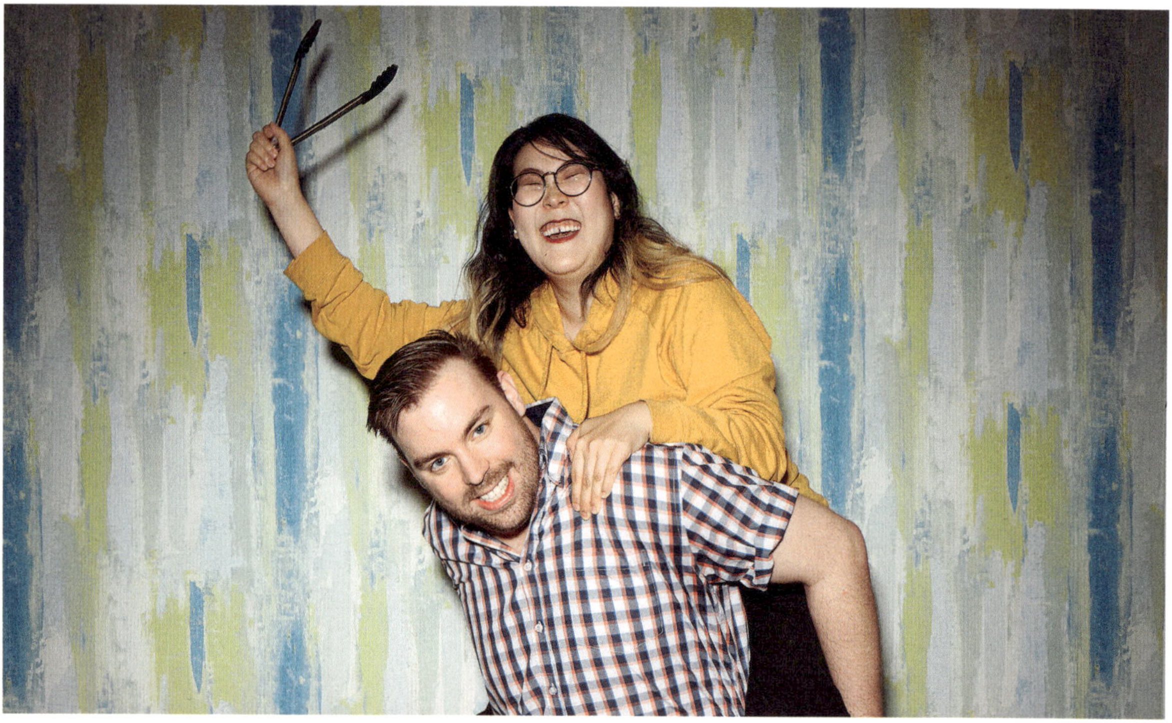

Komm ich nehm dich Huckepack und wir reiten nach **Korea**, oder du zeigst mir dein Familienrezept: Bulgogi vom Schwein – dann sind wir schneller da. Jin-A hält die Grillzange schon bereit, denn auf der Glut wird der Schweinbauch besonders knusprig.

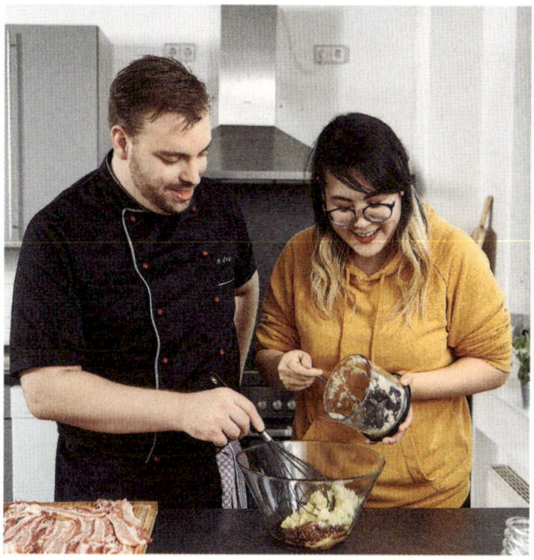

Im **Nashi-Birnenpüree** dürfen die Schweinebauchscheiben gerne eine Nacht verbringen. So können die Aromen am besten ins Fleisch vordringen und der Grillabend wird noch delikater.

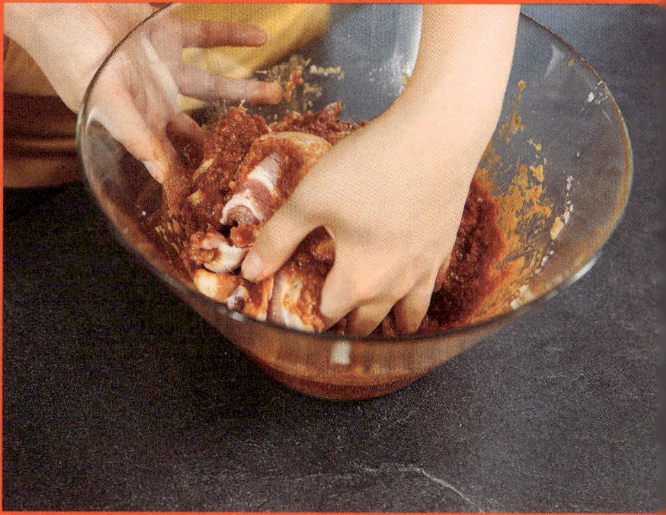

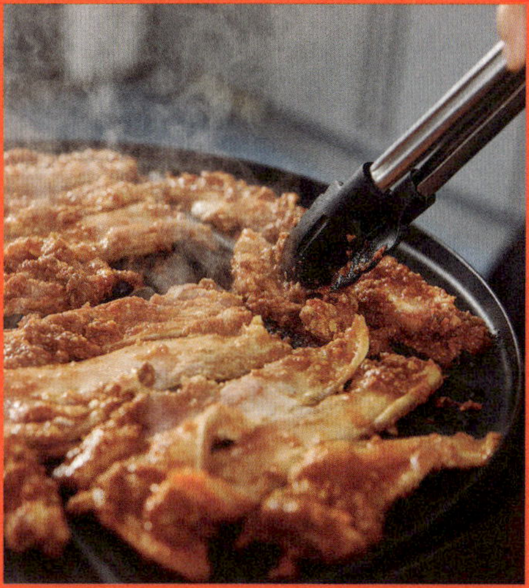

Je krosser, je besser. Schweinebauch darf auf dem **Grill** ruhig richtig brutzeln. Dazu schmecken Asiasalate mit Glasnudeln.

Japanischer Knabberspaß

FRITTIERTE GARNELEN MIT PANKO

Für 4 Personen

Für die Sauce:

1 Knoblauchzehe
3 EL geröstetes Sesamöl
3 EL Zucker
4 EL Mirin (Reiswein)
3 EL Sojasauce
1 EL Pflaumensirup

Für die Garnelen:

500 g Garnelen
3 Eier (M)
100 g Mehl (Type 405)
100 g Panko (Asia-Semmelbrösel)
Salz | Pfeffer

Außerdem:

2 l Öl zum Frittieren

Arbeitszeit: *ca. 30 Min.*
Das steckt pro Portion drin:
ca. 725 kcal, 35 g E, 41 g F, 51 g KH

1 Für die Sauce den Knoblauch schälen und klein würfeln. Das Sesamöl in einem kleinen Topf erhitzen und den Knoblauch darin bei mittlerer Hitze anbraten. Zucker hinzugeben und karamellisieren lassen. Dann den Topfinhalt mit Mirin ablöschen sowie die Sojasauce und den Pflaumensirup hinzugeben. Sauce bei Bedarf mit Sojasauce und Pflaumensirup abschmecken und bis zum Servieren beiseitestellen.

2 Garnelen von der Schale befreien, am Rücken mit einem scharfen Messer einschneiden und den schwarzen Darm entfernen. Die Garnelen in einem Sieb kalt abspülen, abtropfen lassen und mit Küchenpapier trocken tupfen.

3 Die Eier in einen tiefen Teller aufschlagen und verquirlen. Mehl und Panko jeweils auf einem flachen Teller verteilen. Die Garnelen mit Salz und Pfeffer würzen, zuerst in Mehl, dann im Ei und zum Schluss in Panko wenden.

4 Das Öl in einem weiten Topf oder im Wok stark erhitzen. Wenn an einem ins Öl gehaltenen Holzkochlöffelstiel Bläschen aufsteigen, ist es heiß genug. Die panierten Garnelen portionsweise im heißen Öl in 2–3 Min. von allen Seiten goldbraun frittieren. Dann die Garnelen mit einem Schaumlöffel aus dem Topf heben, auf Küchenpapier entfetten, auf vier Tellern anrichten und mit der Sauce zum Dippen servieren.

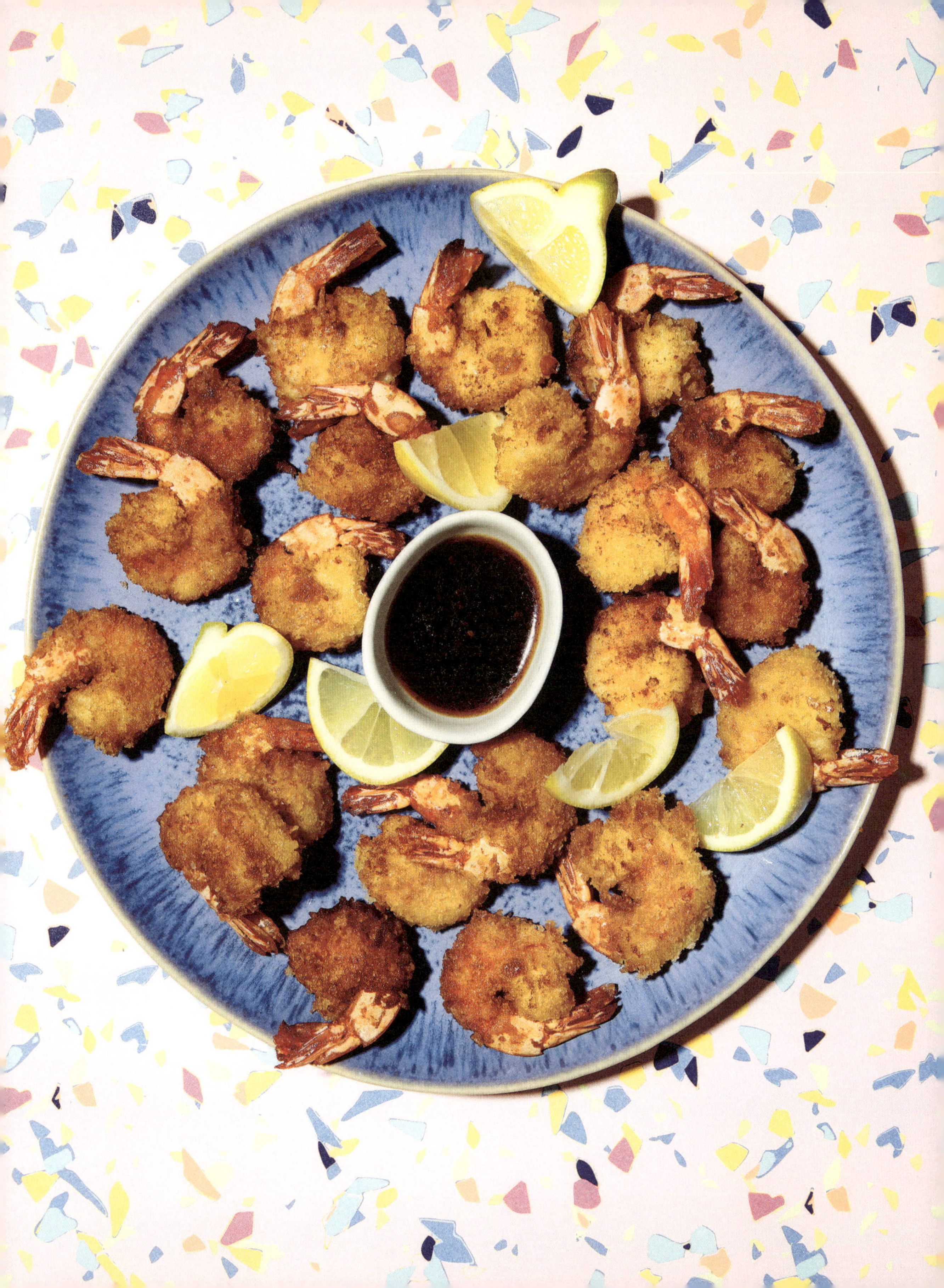

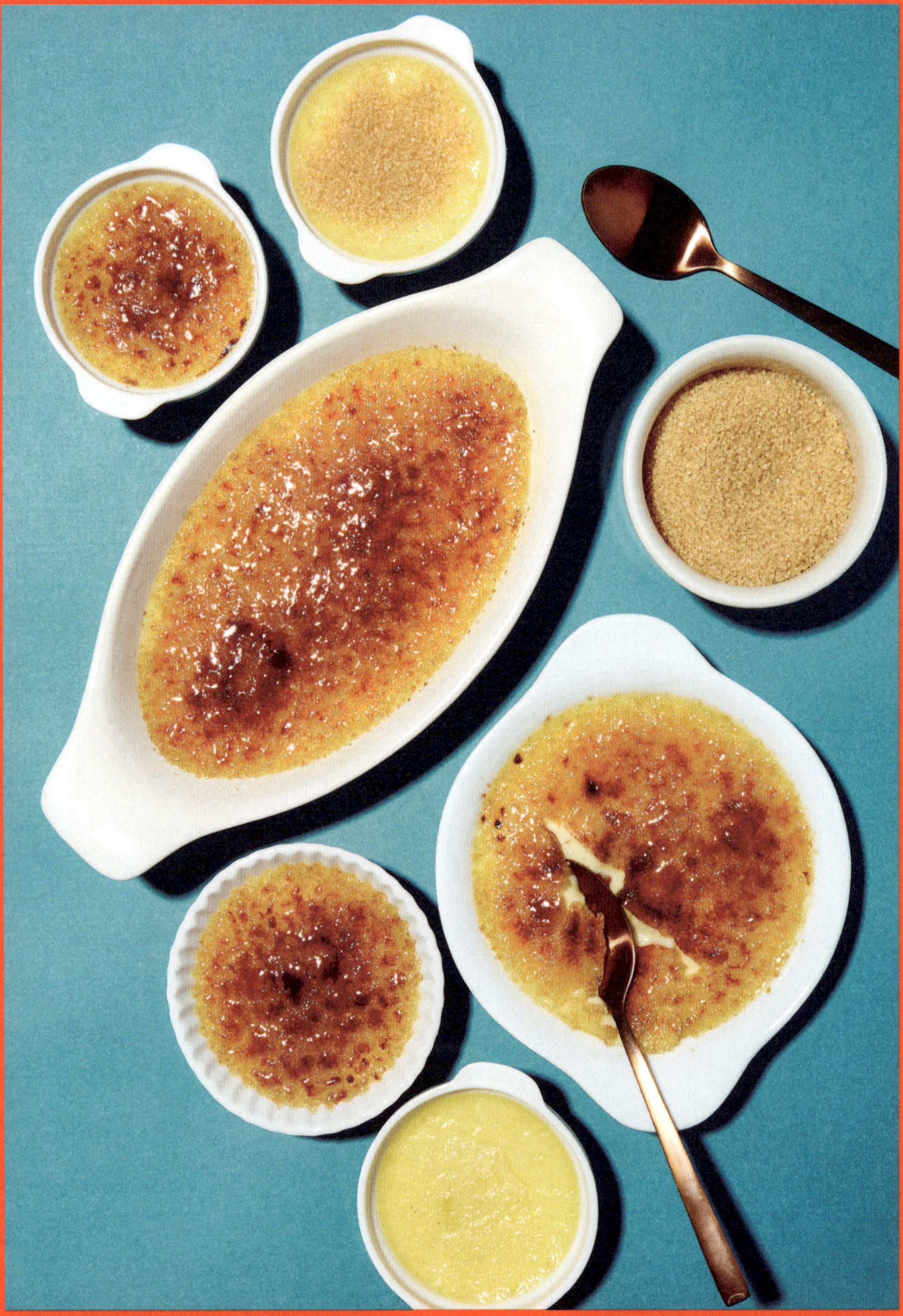

Harte Schale, weicher Kern

CRÈME BRÛLÉE

Für 6 Personen
1 Vanilleschote
400 g Sahne
100 ml Milch
4 Eigelb (M)
40 g Zucker
6 EL brauner Zucker
Außerdem:
6 flache, ofenfeste Förmchen (13 × 8 × 3 cm)
Flammbierbrenner

Arbeitszeit: *ca. 25 Min.*
Zeit im Ofen: *ca. 1 Std.*
Das steckt pro Portion drin:
ca. 350 kcal, 4 g E, 26 g F, 24 g KH

1 Die Vanilleschote der Länge nach halbieren und das Mark mit einem spitzen Messer herauskratzen. Schote und Mark zusammen mit der Sahne und der Milch in einen Topf geben und aufkochen lassen, dann die Vanilleschote entfernen.

2 Inzwischen Eigelbe zusammen mit weißem Zucker in eine Schüssel geben und verrühren, bis eine homogene Masse entstanden ist. Unter ständigem Rühren nach und nach die heiße Milch-Sahne-Mischung zur Eigelbmasse geben.

3 Den Backofen auf 90° vorheizen, eine Schale mit Wasser auf ein Backblech stellen und auf mittlerer Schiene in den Ofen schieben. Die Ei-Sahne-Mischung in die ofenfesten Förmchen füllen, neben die Wasserschale aufs Blech stellen und ca. 1 Std. im heißen Ofen garen.

4 Die Crème brûlée abkühlen lassen und in den Kühlschrank stellen. Vor dem Servieren die Crème brûlée mit braunem Zucker bestreuen und diesen mithilfe des Flammbierbrenners karamellisieren. Die Karamellkruste mit dem Löffelrücken knacken und genießen.

Süß auch ohne Flamme!
Wenn ihr keinen Flammbierbrenner habt, könnt ihr alternativ auch die Grillfunktion eures Backofens nutzen. Die Crème brûlée auf die oberste Schiene direkt unter die Grillstäbe stellen und dabei zusehen, wie der Zucker karamellisiert.

REGISTER

Hier sind neben den Rezeptnamen auch Hauptzutaten aufgelistet. Darunter findest du das Rezept deiner Wahl.

L

M

N

APPETIT AUF MEHR?

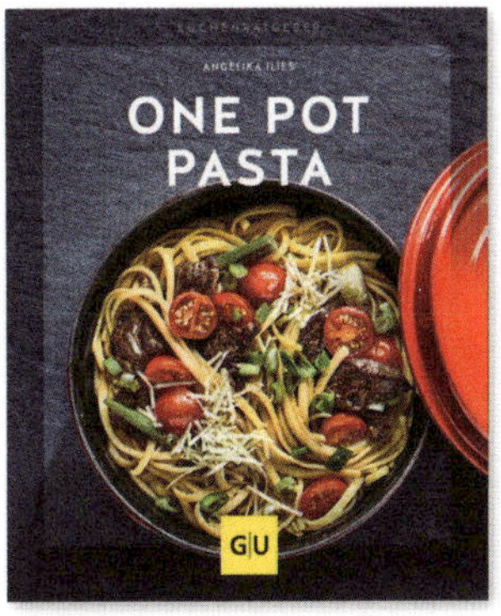

ISBN 978-3-8338-6853-5

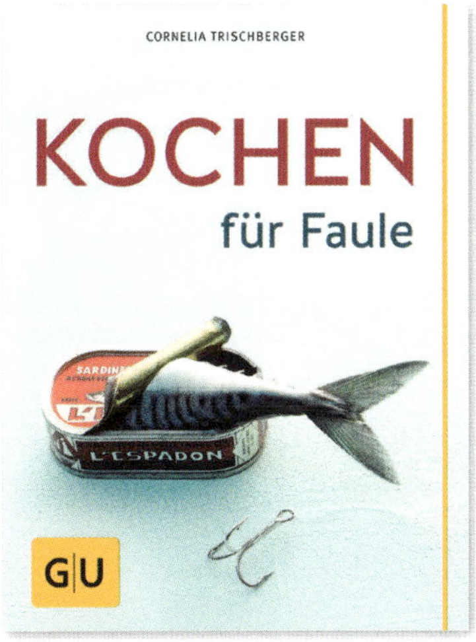

ISBN 978-3-8338-1579-9

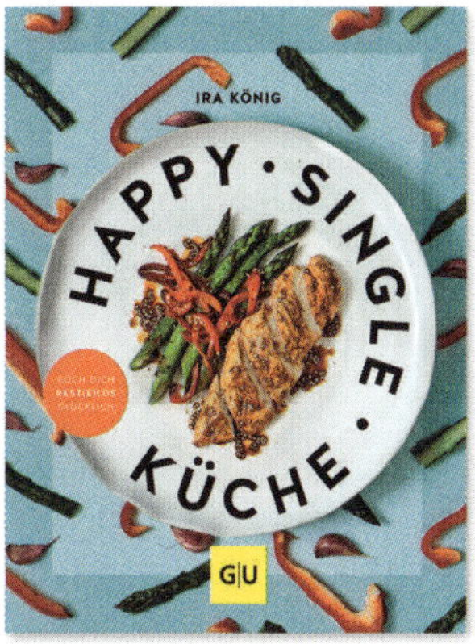

ISBN 978-3-8338-6882-5

ISBN 978-3-8338-6455-1

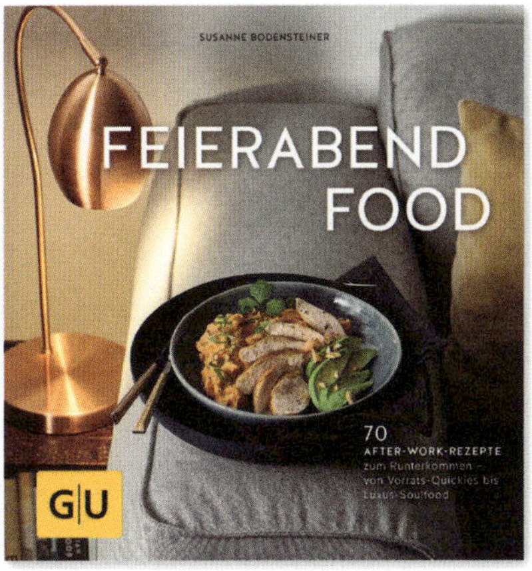

ISBN 978-3-8338-6453-7

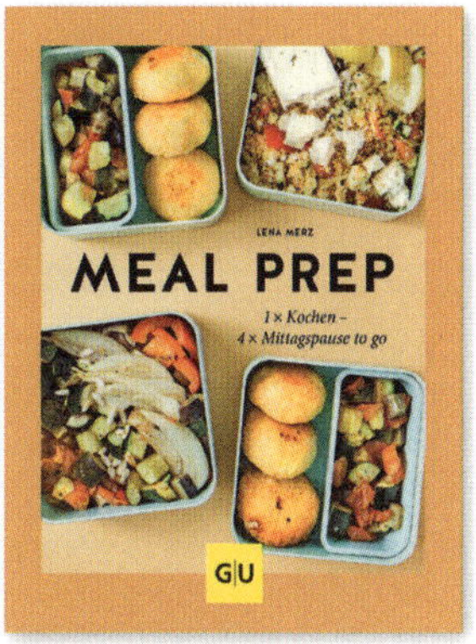

ISBN 978-3-8338-6697-5

e Alle hier vorgestellten Bücher sind auch als eBook erhältlich.

G|U

Mehr von GU auf **www.gu.de** und **facebook.com/gu.verlag**

IMPRESSUM

Konzept und Projektleitung: Alessandra Redies

Lektorat: Cora Wetzstein

Korrektorat: Adriane Andreas

Innenlayout, Typografie und Umschlaggestaltung: independent Medien-Design, München: Horst Moser (Artdirection)

Herstellung: Susanne Fuhrmann

Satz: Christopher Hammond

Reproduktion: Longo AG, Bozen

Druck und Bindung: Firmengruppe appl, Wemding

ISBN 978-3-8338-7142-9

1. Auflage 2019

GRÄFE UND UNZER

Ein Unternehmen der
GANSKE VERLAGSGRUPPE

Der Autor

Maurice »Mori« Lange ist YouTuber, E-Sport-Kommentator und passionierter Koch. Kein Wunder mit einem Küchenchef als Vater! Nach seinem Chemiestudium – das er sich mit Kochen finanzierte – zog es Mori 2011 nach Berlin, wo er den YouTube-Kanal »Mori kocht« startete und seine Rezepte und sein Kochwissen mit Charme und Spaß weitergibt. Da der Ruf seiner Fans nach einem Kochbuch immer lauter wurde, schrieb er sie hier endlich nieder – seine besten YouTube- und ganz brandneue Rezepte. Natürlich ganz im Mori-Style!

Die Fotografin

Die Engländerin **Nicky Walsh** arbeitete zehn Jahre als Food-Fotografin in London, bevor sie 2011 nach Berlin zog. Ihre Bilder sind kreativ, frisch und lecker – und zieren nicht nur Kochbücher, sondern auch viele Werbeproduktionen. Das leckere Foodstyling übernahm **Max Faber**.
www.nickywalsh.eu

Syndication: www.seasons.agency

Bildnachweis: Coverillustration Mori: Francis Berg, Freaks 4U Gaming GmbH; Coverillustrationen Zutaten: Happy Art, Shutterstock; Fondfoto: Katsumi Murouchi, Getty Images; alle Rezept- und Peoplefotos: Nicky Walsh

QUALITÄTS G|U GARANTIE

LIEBE LESERINNEN UND LESER,

wir wollen Ihnen mit diesem Buch Informationen und Anregungen geben, um Ihnen das Leben zu erleichtern oder Sie zu inspirieren, Neues auszuprobieren. Wir achten bei der Erstellung unserer Bücher auf Aktualität und stellen höchste Ansprüche an Inhalt und Gestaltung. Alle Anleitungen und Rezepte werden von unseren Autoren, jeweils Experten auf ihren Gebieten, gewissenhaft erstellt und von unseren Redakteuren/innen mit größter Sorgfalt ausgewählt und geprüft.

Haben wir Ihre Erwartungen erfüllt? Sind Sie mit diesem Buch und seinen Inhalten zufrieden? Haben Sie weitere Fragen zu diesem Thema? Wir freuen uns auf Ihre Rückmeldung, auf Lob, Kritik und Anregungen, damit wir für Sie immer besser werden können. Und wir freuen uns, wenn Sie diesen Titel weiterempfehlen, in Ihrem Freundeskreis oder bei Ihrem online-Kauf.

Sollten wir Ihre Erwartungen so gar nicht erfüllt haben, tauschen wir Ihnen Ihr Buch jederzeit gegen ein gleichwertiges zum gleichen oder ähnlichen Thema um.

KONTAKT

GRÄFE UND UNZER VERLAG
Leserservice
Postfach 86 03 13
81630 München
E-Mail: leserservice@graefe-und-unzer.de

Telefon: 00800 / 72 37 33 33*
Telefax: 00800 / 50 12 05 44*
Mo–Do: 9.00–17.00 Uhr
Fr: 9.00–16.00 Uhr
(*gebührenfrei in D,A,CH)

www.facebook.com/gu.verlag